HYPNOSE ET THÉRAPIE SEXUELLE

Actes du deuxième Congrès
de l'Association Européenne des Praticiens d'Hypnose

Sous la direction de Djayabala Varma

HYPNOSE ET THÉRAPIE SEXUELLE

L'Harmattan

5-7, rue de l'Ecole polytechnique, 75005 Paris

http://www.librairieharmattan.com
diffusion.harmattan@wanadoo.fr
harmattan1@wanadoo.fr

ISBN : 978-2-296-10573-7
EAN : 9782296105737

INTRODUCTION

Le sexe occupe une place prépondérante dans la vie des êtres humains comme en témoigne la publication du livre de Colette Chiland : *Le sexe mène le monde* (1).

Par ailleurs, les thérapeutes font souvent face à des demandes en thérapie sexuelle. Nous avons donc retenu comme thème pour ce congrès : « Hypnose et thérapie sexuelle ».

Pour résoudre les problèmes sexuels, les sexologues utilisent diverses méthodes thérapeutiques, y compris la thérapie cognitive et comportementale et la sexogestalt. Mais l'expérience clinique montre que les résultats obtenus par ces approches peuvent être considérablement améliorés en y intégrant des techniques hypnotiques.

Cependant, peu de thérapeutes – moins de 10 % – emploient l'hypnose en thérapie sexuelle. Cette situation est probablement due au fait que toutes les applications de l'hypnothérapie ne sont pas sont pas connues par les psychothérapeutes et par les sexologues.

Or, l'emploi de l'hypnose en sexothérapie est ancien. En 1941, Milton H. Erickson (2), en collaboration avec Laurence Kubie, a publié un article sur le cas d'une inhibition du désir sexuel traité avec succès par l'hypnothérapie.

L'utilisation de l'hypnose en thérapie sexuelle comporte de nombreux avantages. Je vais vous en présenter les principaux.

En thérapie sexuelle, le praticien recommande souvent des exercices ou des jeux sexuels qui nécessitent la collaboration d'un ou d'une partenaire. Or, en hypnothérapie, il est possible de résoudre le problème sexuel quand le patient est seul.

Certains sexologues abordent les problèmes sexuels avec une approche purement psychanalytique. Cependant, certains des facteurs responsables des problèmes sexuels sont refoulés dans l'inconscient. Les facteurs inconscients responsables des troubles sexuels peuvent être repérés et traités efficacement et rapidement par les techniques d'hypno-analyse. Je pense en particulier à une de mes patientes qui souffrait de boulimie avec vomissements, d'anorgasmie et d'insomnie chronique. Au cours de l'entretien initial, elle m'a informé qu'elle n'avait jamais subi d'abus sexuel. Lors d'une séance d'hypno-analyse, elle a retrouvé un événement de son enfance où, à l'âge de cinq ans, un cousin l'a obligée à faire une fellation. Ce traumatisme, qu'elle avait totalement refoulé dans l'inconscient, a pu être mis à jour et résolu grâce à l'hypno-analyse. Ce genre d'expérience clinique est fréquent chez les hypnothérapeutes qui pratiquent l'hypno-analyse.

Chez certains patients, le blocage sexuel est causé par une partie de la personne. Dans ces cas, la thérapie des états du moi en hypnose se révèle indispensable pour régler le problème.

En hypnothérapie, dans le traitement des problèmes sexuels secondaires, nous pouvons utiliser les ressources du patient en lui demandant de revivre des expériences sexuelles agréables du passé et de rapporter ces sensations et ces émotions positives dans le présent.

Par ailleurs, en faisant revivre, en régression en âge, les expériences sexuelles insatisfaisantes du passé, le thérapeute peut repérer et corriger les cognitions erronées ou négatives grâce à l'hypermnésie qui est aussi caractéristique de l'hypnose. Cette restructuration cognitive peut s'effectuer plus aisément et plus rapidement en hypnose que par la thérapie cognitive.

En thérapie sexuelle, les praticiens recommandent au couple des jeux sexuels ou des exercices comme des caresses non génitales et des caresses génitales. L'exécution de ces tâches thérapeutiques peut être facilitée par la visualisation préalable en hypnose et en auto-hypnose.

Certains problèmes sexuels sont causés ou maintenus par l'anxiété et par la tension nerveuse. Or, l'auto-hypnose permet de diminuer la fatigue et de rester détendu pendant les rapports sexuels. Cette technique aide le patient à mieux gérer le stress et lui donne ainsi un sentiment de contrôle de soi. De ce fait, l'auto-hypnose permet au patient de participer activement à la résolution de son problème sexuel.

Comme le signale Hammond (3), le découragement représente un facteur souvent négligé en thérapie sexuelle. Une personne, qui souffre d'un problème sexuel d'une manière chronique, finit par perdre l'espoir de retrouver une vie sexuelle satisfaisante. Quand ce patient s'adresse à un hypnothérapeute, il vient en thérapie avec l'idée que l'hypnose va résoudre son problème comme par magie. En hypnothérapie, nous pouvons souvent répondre à cette attente d'une manière rapide et efficace. Dans le cas présenté plus loin par Catherine Thibaut, l'absence de désir sexuel a été réglé en une séance d'hypnose.

Compte tenu de tous ces avantages, il est utile d'intégrer l'hypnose à la thérapie sexuelle. Ma conception de l'hypnothérapie est très large. L'hypnothérapie, telle que je la pratique et que je l'enseigne, comprend l'auto-hypnose, les images guidées, l'hypno-analyse, l'hypnorestructuration cognitive, les techniques éricksoniennes, la thérapie des états du moi et les stimulations alternatives hypnotiques®. De plus, il est bénéfique d'associer à l'hypnothérapie des techniques de la psychologie de l'énergie comme la Thérapie du Champ Mental ou les techniques de liberté émotionnelle (E.F.T.).

Au cours de cette journée, vous allez entendre parler des stimulations alternatives hypnotiques® ou de la psychologie de l'énergie. Certains d'entre vous ne les connaissent pas. Dans les stimulations alternatives hypnotiques®, il s'agit d'activer alternativement le cerveau droit et le cerveau gauche par des stimulations auditives, oculaires ou tactiles, pendant que le patient est en état d'hypnose. C'est une technique très efficace pour traiter divers problèmes, en particulier les traumatismes. Elle permet d'effectuer, chez le patient, des changements profonds, définitifs et rapides dans la manière d'être, de ressentir les choses et de se comporter.

En psychologie de l'énergie, nous utilisons les systèmes d'énergie du corps, en particulier les chakras et le système des méridiens. La technique consiste essentiellement à tapoter des points d'acupuncture pour éliminer toute émotion qui dérange. Ainsi, une approche pluridisciplinaire se révèle utile et efficace en thérapie sexuelle. Vous pourrez vous en rendre compte à travers les différentes interventions présentées durant ce congrès.

Références

1. CHILAND C., *Le sexe mène le monde*. Paris : Calman-Lévy, 1999.
2. ERICKSON M.H., KUBIE L.H., « The Successfull Treatment of a Case of Acute Hysterical Depression by Return Under Hypnosis to a Critical Phase of Childhood » in *Psychoanalytic Quaterly* 1941, vol. 10, pages 539-609.
3. HAMMOND D.C. (éd.), *Handbook of Hypnotic Suggestions and Metaphors*. New-York/London: W.W. Norton & Company Inc, 1990. Tr. fr. *Métaphores et suggestions hypnotiques*. Bruxelles : Satas, 2004, page 339.

TRAITEMENT DE LA FRIGIDITÉ PAR L'HYPNOTHÉRAPIE INTÉGRATIVE®

Djayabala VARMA

Les signes cliniques

Le terme frigidité vient d'un mot latin qui signifie froid. La femme qui souffre de frigidité ne ressent rien pendant les rapports sexuels. Elle est incapable de répondre sexuellement : absence de sensations érotiques, de plaisir sexuel et de signes d'éveil physiologique (manque de lubrification et de dilatation vaginale). Dans certains cas, la femme peut présenter une lubrification. Ainsi, la frigidité peut se manifester sous la forme d'une anesthésie génitale, d'une dyspareunie ou d'un vaginisme. Elle peut aussi apparaître comme une aversion pour les rapports sexuels. Brigitte Martel précise : « (...) la frigidité est une difficulté globale qui inclut des problèmes aussi bien au niveau du désir qu'au niveau du plaisir » (1). Et souvent, la femme frigide consulte, non pas pour le problème de la frigidité, mais pour des douleurs pendant les rapports sexuels. Cette douleur est causée par l'absence de lubrification pendant les rapports.

Il importe de distinguer la frigidité de l'anorgasmie. Dans le cas de l'anorgasmie, les signes d'éveil physiologique comme la lubrification sont présents pendant les rapports sexuels. La femme ressent des sensations agréables, mais elle n'arrive pas à l'orgasme.

En pratique clinique, nous pouvons rencontrer trois types de frigidité :

- **frigidité généralisée** quand la femme ne ressent aucune excitation par aucun mode de stimulations fantasmatiques, masturbatoires ou données par une autre personne ;

- **frigidité relationnelle** dans le cas d'une femme qui arrive à s'exciter dans ses pratiques masturbatoires et qui n'y parvient pas avec son partenaire ;
- **frigidité sélective** quand le problème sexuel se manifeste seulement avec certains partenaires et pas avec d'autres.

La difficulté sexuelle peut être primaire, c'est-à-dire exister depuis toujours. La femme n'a jamais connu de plaisir sexuel avec aucun partenaire et dans aucune situation. La frigidité est secondaire quand elle apparaît chez une femme à une période donnée. Dans le cas de la frigidité secondaire, des conflits conjugaux sont souvent associés au problème sexuel. Il importe alors d'engager simultanément la thérapie de couple et la thérapie sexuelle.

Dans le traitement de la frigidité, le praticien s'assure que le problème n'est pas dû à une cause organique. Il est facile d'exclure ce facteur par une anamnèse détaillée et par un examen physique complet par un gynécologue pour repérer la présence de kyste, d'endométriose ou de lésion inflammatoire. Il est également important de prendre en compte la présence de problèmes psychologiques ou émotionnels comme la dépression, le stress, la peur d'être rejetée, l'indifférence ou le dégoût de l'activité sexuelle, la haine inconsciente envers les hommes, le complexe d'Œdipe ou l'attitude de spectatrice.

Nous pouvons obtenir beaucoup de renseignements utiles sur l'origine de la frigidité par une anamnèse détaillée. Lors de l'entretien initial, il est utile de recueillir des informations sur l'enfance de la femme, sur son éducation sexuelle, sur la manière dont elle a été élevée, sur ses expériences sexuelles du passé et sur la vie sexuelle actuelle avec le conjoint.

Il est important de se rappeler que, dans de nombreux cas de frigidité, la tendance serait de considérer la femme comme responsable du problème. Souvent, c'est un problème qui concerne le couple. Le dysfonctionnement peut être causé, soit par la femme, soit par son partenaire.

Attitude de la femme face à la frigidité

Chez les hommes, l'impuissance masculine est vécue presque toujours comme une catastrophe sur le plan psychologique. Chez les femmes, les réactions provoquées par les inhibitions sexuelles vont d'un effondrement analogue à celui qu'on rencontre chez les hommes à une acceptation résignée de leur état.

Ainsi, le problème de la frigidité est vécu de différentes manières par les femmes. Dans certains cas, même si les stimulations n'apportent aucune sensation érotique, les femmes prennent plaisir aux aspects non érotiques des contacts sexuels, en particulier aux caresses et à l'intimité. Pour certaines femmes, la frigidité n'est pas un problème. Elles peuvent consulter un thérapeute pour d'autres problèmes, sans aucune demande par rapport à cette difficulté sexuelle.

Dans d'autres cas, les femmes se résignent à leur devoir conjugal. Elles ne manifestent aucune réaction négative vis-à-vis des rapports sexuels. Elles sont passives. Elles comptent mentalement et attendent, avec plus ou moins de patience, que la corvée de l'acte sexuel soit terminée. D'autres considèrent que se soumettre à l'homme est dégradant et évitent les rapports sexuels, autant que possible. Quelques-unes de ces femmes sont tellement dégoûtées par les rapports sexuels que, non seulement, elles rejettent la demande de leur conjoint, mais elles justifient aussi leur refus par des vomissements, par des migraines ou par des douleurs abdominales.

Certaines femmes frigides, conscientes de leur problème sexuel, aiment séduire les hommes. Ces personnes ont souvent une structure hystérique. Une telle femme ressent le besoin de s'exhiber et de se donner en spectacle. Elle multiplie les aventures sentimentales. Comme le fait remarquer Laurent Malterre : « (...) on dit d'elle qu'elle allume, mais qu'elle n'éteint pas » (2).

D'un point de vue psychanalytique, à travers ses aventures sentimentales, ce que la femme ayant une structure hystérique recherche, c'est de séduire son père dans ses fantasmes. Le père étant idéalisé dans son imaginaire, elle ne peut être satisfaite sexuellement par aucun amant.

Facteurs responsables de la frigidité

L'expérience clinique montre que les problèmes sexuels chez la femme, y compris la frigidité, sont souvent dus aux facteurs suivants :

- des processus cognitifs négatifs : distraction, hantise de ne pas pouvoir atteindre l'orgasme, attitude exagérément autocritique ;
- manque de stimulation adéquate ;
- incapacité à lâcher prise ;
- des problèmes psychologiques plus profonds qui suscitent de l'angoisse ou du dégoût au moment des rapports sexuels.

Dengrove remarque : « L'ordonnance appropriée pour la frigidité, c'est un mâle potent, aimant et romantique » (3). En d'autres termes, un homme compréhensif, coopératif et fiable peut devenir un cothérapeute efficace. Comme pour la plupart des problèmes sexuels, la coopération du partenaire se révèle nécessaire pour le traitement réussi de la frigidité.

Traitement de la frigidité

Le traitement comportemental et cognitif est celui qui est le plus utilisé en thérapie sexuelle. Pour le problème de la frigidité, le but de la thérapie est de permettre à la femme de s'abandonner à l'expérience sexuelle. Pour y parvenir, le sexologue va prescrire diverses expériences sensuelles et érotiques que le couple mettra en pratique. Généralement, ces exercices sexuels sont pratiqués dans l'ordre suivant :

- **premièrement :** exercice de concentration sensorielle lors des caresses non génitales ;
- **deuxièmement :** stimulations génitales ;
- **troisièmement :** le coït pratiqué d'une manière désintéressée et sans exigence.

En thérapie sexuelle, quel que soit le problème traité, au premier rendez-vous, il est préférable d'avoir un entretien avec les deux partenaires, soit séparément, soit ensemble. Autrement, le partenaire peut se sentir utilisé comme un objet et il peut refuser de coopérer.

A la fin de l'entretien initial, le thérapeute informe le couple que, jusqu'au troisième rendez-vous, les relations sexuelles se limiteront à des caresses. Pour la femme, la première tâche thérapeutique consiste à caresser son partenaire. Pendant qu'elle se livre à cette activité, elle se concentre sur ce qu'elle ressent dans ses mains. Puis les rôles s'inversent. Et, pendant qu'elle reçoit les caresses, elle se focalise sur les sensations qu'elle éprouve dans son corps.

A la séance suivante, si des obstacles sont apparus dans la mise en pratique des jeux sexuels, ils font l'objet d'une discussion et d'un traitement. Souvent, ces problèmes sont dus à des croyances erronées qu'il importe d'éliminer par la thérapie cognitive.

Si les exercices de concentration sensorielle éveillent chez la patiente des sensations érotiques et voluptueuses, le praticien recommande d'y ajouter des caresses légères portant sur les organes génitaux. Le but de ces jeux n'est pas d'atteindre l'orgasme, mais de permettre à la patiente de découvrir les sensations associées à ces caresses. Cette pratique aboutit à une intensification des réactions sexuelles chez la femme qui peut alors passer au stade suivant, le coït sans exigence.

A cette troisième étape, après avoir pratiqué les caresses non génitales et les caresses génitales, quand la femme atteint un haut niveau d'excitation sexuelle, elle prend l'initiative du coït. Et pendant les rapports sexuels, elle concentre son attention sur ses sensations.

Ces expériences sexuelles sont axées sur le plaisir. Elles sont exemptes de toute exigence. C'est ce qui permet à la femme d'atteindre l'orgasme.

Nécessité d'une approche pluridisciplinaire

Cette approche cognitive et comportementale se révèle efficace dans de nombreux cas. Elle devient insuffisante quand le problème est causé par des conflits psychologiques profonds. En conséquence, d'après mon expérience clinique, pour obtenir les meilleurs résultats rapidement et de façon durable pour les problèmes sexuels, y compris la frigidité, il est nécessaire d'adopter une approche pluridisciplinaire. Il s'agit d'une hypnothérapie intégrative® associant l'hypnoanalyse, les techniques de la psychologie de l'énergie, les techniques de la thérapie comportementale et cognitive, l'entraînement à l'affirmation de soi ainsi que l'utilisation des visualisations guidées en hypnose et en auto-hypnose.

Parfois, le problème sexuel peut être causé par une partie de la personne. Dans ces situations, il est indispensable de recourir à la thérapie des états du moi comme dans le cas que je vais bientôt vous présenter.

Exemples de techniques hypnotiques dans le traitement de la frigidité

Quand vous recommandez de pratiquer les caresses non génitales comme une première étape de la thérapie, la femme qui consulte pour la frigidité peut vous rapporter, au rendez-vous suivant, qu'elle n'a pas pu se livrer à ces jeux du fait qu'ils ont éveillé en elle un malaise émotionnel. Au lieu de discuter de ce problème à l'état de veille usuel, il est plus judicieux d'induire un état d'hypnose chez la patiente et d'effectuer un pont d'affect pour remonter à l'origine du malaise qui peut être un événement traumatisant du passé. Ce traumatisme peut être traité rapidement et définitivement par les stimulations alternatives en état d'hypnose. Ainsi, l'hypno-analyse permet d'éliminer les obstacles rencontrés au cours du traitement.

Pendant la pratique des focalisations sensorielles, la patiente peut ressentir des difficultés pour se concentrer sur les sensations physiques à cause des pensées parasites. Ce problème peut être résolu par une suggestion post-hypnotique appropriée. Par exemple, le thérapeute suggère à la patiente hypnotisée qu'elle deviendra profondément absorbée par les sensations corporelles agréables et par les sentiments qui accompagnent l'excitation sexuelle. Par ailleurs, vous pouvez proposer au sujet hypnotisé de vivre dans l'imagination les exercices de la thérapie comportementale avant de les pratiquer dans la réalité.

Traitement hypnotique de la sécheresse vaginale

Pour traiter la sécheresse vaginale qui accompagne la frigidité, vous pouvez suggérer à la patiente sous hypnose d'imaginer qu'elle consomme son plat préféré. Cette visualisation va augmenter la salivation dans sa bouche. Vous pouvez attirer l'attention de la femme sur cette réaction physiologique et lui donner la suggestion post-hypnotique qu'une sécrétion similaire se produira chaque fois qu'elle se sentira sexuellement excitée. Comme le fait remarquer Araoz (4), d'un point de vue physiologique, la lubrification vaginale est un phénomène bien différent de la salivation. Mais, d'un point de vue subjectif, la femme peut vivre ces deux phénomènes de façon analogue. Ainsi, ce conditionnement sous hypnose se révèle efficace pour le traitement de la sécheresse vaginale, sauf si ce problème est causé par un facteur organique.

Le cas de Cécile

Le cas que je vais vous présenter concerne un problème de frigidité secondaire. Il s'agit d'une femme de quarante ans que nous appellerons Cécile. Elle est fonctionnaire. Divorcée, elle est mère de deux grands enfants. Lors de la consultation, elle vit maritalement avec un homme de quarante-trois ans depuis six ans. Les relations dans le couple sont harmonieuses. Un an plus tôt, elle était déprimée à cause de difficultés au travail. Elle a alors fait une tentative de suicide en avalant des somnifères. Elle a été hospitalisée pendant huit jours. Puis elle est restée dans une maison de repos durant trois semaines.

A son retour chez elle, elle a constaté qu'elle ne ressentait aucune sensation pendant les rapports sexuels. Les relations sexuelles n'étaient pas douloureuses en raison d'une lubrification appropriée. Incapable de comprendre ce changement soudain, elle est allée consulter une sophrologue. Après quelques mois de thérapie, elle n'a remarqué aucun progrès pour son problème sexuel. Face à cette situation, sa thérapeute lui a conseillé de me voir.

1. Première séance : anamnèse et hypnose pour le renforcement du moi

Au premier rendez-vous, après l'entretien d'anamnèse, je me rends compte que Cécile n'est ni anxieuse, ni déprimée et n'a pas d'autres problèmes à traiter en psychothérapie. Je fais une séance d'hypnose avec des suggestions de renforcement du moi. D'après mon expérience, cette stabilisation constitue l'étape initiale indispensable de la thérapie, quel que soit le problème traité. De plus, j'enregistre toujours cette première séance d'hypnose sur une cassette que je recommande à la patiente d'écouter chez elle, tous les jours. Cette pratique a pour effet d'augmenter le calme intérieur de la personne. Ainsi, elle a les ressources suffisantes pour affronter les causes du problème qui seront explorées par l'hypno-analyse à partir du deuxième rendez-vous. L'hypno-analyse nécessite un état moyen ou profond d'hypnose. La pratique de l'auto-hypnose à la maison, avec la cassette, permet à la patiente de s'habituer à lâcher prise et à aller en état profond d'hypnose.

2. Deuxième séance : hypno-analyse par les réponses idéomotrices et thérapie des états du moi

Avant la seconde consultation, j'ai reçu le conjoint de Cécile pour un entretien. J'ai pu m'assurer de son entière coopération. A la deuxième séance, après induction d'un état profond d'hypnose, j'explore les facteurs responsables du problème sexuel par la technique des réponses idéomotrices (5). Il apparaît que la raison principale de sa frigidité est un conflit intérieur. Une partie d'elle désire avoir une vie sexuelle normale et une autre partie d'elle ne veut pas que Cécile ressente du plaisir lors des rapports sexuels.

Je continue à travailler avec la partie qui est problématique en utilisant la thérapie des états du moi. Cette technique est fondée sur le principe que le corps psychologique est composé de différentes parties de la même manière que le corps physique. Et chaque partie a un rôle ou une fonction particulière. Toutes les parties sont là pour aider la personne, même celles qui peuvent paraître négatives. Ces parties sont appelées les états du moi. Souvent, l'existence d'un conflit intérieur révèle la présence d'au moins un état du moi problématique chez le patient. Généralement, les états du moi problématiques ne sont accessibles qu'en état moyen ou profond d'hypnose.

Je demande à la partie responsable de la frigidité de se manifester en faisant lever l'index droit de Cécile. Quand le doigt se lève, j'invite la partie à communiquer verbalement avec moi en utilisant la voix de Cécile. Ainsi, je recueille les informations suivantes :

- la partie responsable du problème s'appelle « le cerveau ». Quand cette partie m'apprend qu'elle se nomme « le cerveau », je suis surpris. (En général, elles aiment être désignées par des qualificatifs comme « la peureuse », « la petite », « la méchante » ou « l'intellectuelle ». Récemment, j'ai traité un homme pour un problème d'éjaculation précoce. Il a également nommé la partie responsable du problème « le cerveau ») ;
- « le cerveau » est envahi par la peur de vieillir qui lui a enlevé l'envie de faire l'amour. Et c'est cette peur qui inhibe le fonctionnement sexuel de Cécile depuis l'hospitalisation. Le séjour à l'hôpital a réveillé, chez la

patiente, le souvenir de ses parents morts de vieillesse à quatre-vingt-quatre ans et à quatre-vingt-huit ans. Tous les deux sont décédés à l'hôpital.

Pendant cette séance d'hypnose, « le cerveau » évalue cette peur à 5/10. Pour éliminer cette émotion, je peux faire appel à des techniques hypnotiques de visualisation. Mais, pour la phase de désensibilisation, je préfère utiliser les stimulations alternatives hypnotiques® du fait que cette approche est plus rapide et plus efficace que les techniques fondées sur la visualisation. Je demande au « cerveau » de se concentrer sur cette peur et de taper alternativement sur les cuisses avec les mains. Après deux séries de stimulations alternatives, je pose la question au « cerveau » : « Qu'est-ce qui vient ? » Il me répond : « L'envie de faire l'amour ». Le niveau de la peur est alors à 1/10. La prochaine série de stimulations alternatives fait descendre l'anxiété à 0.

A ce stade, je procède à l'installation d'une croyance positive en rapport avec la frigidité. J'interroge le « cerveau » sur ce qu'il aimerait croire de positif sur lui-même. Il choisit la croyance positive : « Je peux profiter de la vie sexuelle toute la vie ». Je renforce cette croyance par les stimulations alternatives. Je vérifie que, lorsque « le cerveau » se concentre sur la croyance positive retenue, aucun malaise n'est ressenti dans le corps.

Et je poursuis : « Maintenant que tu es libéré de la peur de vieillir et que tu as retrouvé l'envie de faire l'amour, est-ce que tu veux permettre à Cécile de retrouver le plaisir sexuel pendant les rapports sexuels comme avant l'opération ? » « Le cerveau » est d'accord. Je lui suggère alors d'imaginer que Cécile fait l'amour avec son conjoint et qu'elle retrouve le plaisir. Cette visualisation est vécue d'une manière agréable et sans malaise physique ou émotionnel.

Je remercie « le cerveau » pour tout le travail que nous avons effectué durant cette séance. Puis je lui demande de retourner là d'où il est venu. Et je termine la séance d'hypnose.

3. Troisième séance : utilisation des ressources du passé

Quinze jours plus tard, au troisième rendez-vous, Cécile m'apprend qu'elle ressent des sensations agréables pendant les rapports sexuels. Mais elle n'arrive pas à l'orgasme. Avant le séjour à l'hôpital, elle n'avait pas de difficulté pour y parvenir.

J'induis un état profond d'hypnose chez la patiente. Je rétablis la communication avec « le cerveau ». Je lui rappelle qu'il garde en mémoire les expériences sexuelles du passé et je lui demande de les mettre à la disposition de Cécile. « Le cerveau » accepte. Je suggère à Cécile de revivre, dans l'imagination, des expériences sexuelles agréables qui se sont déroulées avant l'hospitalisation. Après cette période de visualisation de trois minutes, je propose à la patiente de rapporter, avec elle, toutes les sensations et toutes les émotions agréables du passé pour imaginer des rapports sexuels futurs satisfaisants. Après cette seconde période de visualisation, je sors Cécile de l'hypnose.

4. Quatrième et cinquième séances : stimulations alternatives hypnotiques® pour le décès des parents

A la quatrième séance, Cécile m'informe que son problème de frigidité est résolu et qu'elle atteint l'orgasme comme avant l'hospitalisation. Je consacre cette consultation, ainsi que la suivante, à traiter le décès de ses parents par les stimulations alternatives hypnotiques®.

Conclusion

Dans ce cas, la thérapie a été très brève, du fait que Cécile ne présentait pas d'autres problèmes de comorbidité tels que la dépression ou l'anxiété. La cause du problème ayant été repérée et traitée par l'hypno-analyse dès la deuxième séance, je n'ai pas eu besoin d'avoir recours aux techniques comportementales et cognitives, notamment aux exercices de concentration sensorielle.

Ce cas nous permet de nous rendre compte qu'il est nécessaire d'avoir un cadre structuré en thérapie. Tout en respectant ce cadre de travail, il est judicieux d'être souple dans l'approche thérapeutique, en fonction des problèmes que nous avons à traiter. Quand nous avons plusieurs techniques à notre disposition, il est facile d'exercer la psychothérapie avec souplesse.

Références

1. MARTEL B., *Sexualité, amour et Gestalt.* Paris : Inter-Editions/Dunod, 2004, page 93.
2. MALTERRE L., *Guérir le sexe - le sexe dans tous ses états hétéro, bi, gay, trans.* Paris : Document polycopié, 2007.
3. DENGROVE E., « Hypnotherapy of Sexual Disorders in Women » in BEIGEL H.G., JOHNSON W.R., *Application of Hypnosis in Sex Therapy.* Springfield, Illinois: C.C. Thomas, 1980, page 178.
4. ARAOZ D., *Hypnosis and Sex Therapy.* New York: Brunner/Mazel, 1982, page 127.
5. CHEEK D.B., LECRON L.M., *Clinical Hypnotherapy.* Orlando, FL: Grune & Stratton, 1968.

TRAITEMENT DE LA DYSPAREUNIE, UN CAS CLINIQUE

Emmanuelle Denis

La dyspareunie (*dys* : difficulté ; *pareunie* : accouplement) ou *algopareunie* (*algo* : douleur) est une douleur de nature et d'intensité variables ressentie chez la femme lors des rapports sexuels. D'après des études récentes, parmi les femmes qui consultent en gynécologie, 20 % se plaignent de rapports sexuels douloureux. Bien que ce problème soit souvent causé par des facteurs organiques, 20 à 30 % des cas sont d'origine psychologique (source : Ministère de la Santé, 2008). Ce sont des douleurs qui peuvent être tantôt superficielles, tantôt profondes et qui apparaissent pendant les rapports sexuels, même si la femme est désirante, réceptive et orgasmique.

La dyspareunie doit être différenciée du vaginisme. Dans le cas du vaginisme, il s'agit d'une contraction musculaire, prolongée ou récurrente, des muscles du plancher pelvien qui entourent l'ouverture du vagin. Cette action réflexe, absolument involontaire et incontrôlable, empêche de façon persistante toute pénétration vaginale, même par un doigt ou par un simple tampon hygiénique. Le vaginisme est généralement provoqué par des facteurs psychologiques. Une tentative de pénétration, en dépit d'un vaginisme, peut entraîner de graves douleurs (*dyspareunie*) qui vont souvent exacerber le vaginisme.

On distingue plusieurs types de dyspareunie :
- la dyspareunie de pénétration ou superficielle qui apparaît au début de la pénétration du pénis dans le vagin ;
- la dyspareunie profonde qui se traduit par une douleur dans le bas ventre à la fin de la pénétration ;

- la dyspareunie primaire qui survient lors de la première relation sexuelle ;
- la dyspareunie secondaire qui se manifeste après une période de rapports sexuels non douloureux.

La dyspareunie peut résulter d'une cause organique :
- un vagin étroit ;
- une carence œstrogénique (manque d'œstrogènes), comme lors de la ménopause, pouvant entraîner un dessèchement des parois du vagin ;
- les cicatrices d'une intervention chirurgicale dans n'importe quelle zone du bassin comme une épisiotomie (opération chirurgicale permettant d'agrandir l'orifice de la vulve par la pratique d'une incision). Son but est de permettre le passage du bébé. Elle est pratiquée pendant l'accouchement afin d'éviter une rupture du périnée, zone du bas ventre où se situent l'anus et la vulve.

Les facteurs responsables d'une dyspareunie profonde peuvent être :
- une pathologie d'une ou des deux trompes ou d'un ou des deux ovaires ;
- des problèmes urinaires : une urétrite (inflammation de l'urètre, conduit amenant l'urine de la vessie vers l'extérieur) ou une cystite (inflammation de la vessie) ;
- une endométriose ;
- une maladie du col de l'utérus ;
- un prolapsus génital (descente d'organes) dû à une déchirure des ligaments retenant l'utérus.

Dans certains cas, d'autres facteurs ont été constatés comme :
- une insuffisance de lubrification du vagin lors des rapports sexuels pouvant, à l'extrême, aboutir à un vaginisme ;
- des vaginites ou des infections vaginales ;
- de l'herpès vaginal ;

- le recours aux simples douches vaginales trop fréquentes qui peuvent irriter les muqueuses ;
- l'utilisation de crème contraceptive mal supportée ;
- des perturbations affectives pouvant s'exprimer sous la forme d'un refus de l'orgasme ou, tout simplement, du plaisir sexuel en général. Ce mécanisme peut constituer l'expression d'un besoin inconscient d'autopunition ou d'un rejet du partenaire.

Je vais vous présenter le cas de Marion, une jeune femme de vingt-cinq ans.

Le premier rendez-vous a lieu au mois de février 2008. La demande initiale de Marion est formulée de la manière suivante. Elle se marie en septembre 2008. Elle est très stressée par son mariage. Elle voudrait « faire un peu de sophrologie pour gérer le stress ». Pendant l'anamnèse, Marion m'explique qu'elle est assez bouleversée en ce moment. Elle a l'impression de ne rien maîtriser. Son compagnon est ingénieur. Il travaille en Afrique dans une compagnie pétrolière. Il y a six mois, ils sont revenus du Niger où ils ont vécu un an. Après leur mariage, ils repartiront s'installer en Afrique. Elle a un but professionnel qui est de démarrer une activité au Niger. Cette activité sera en relation avec la France. Elle est assez tendue. Son projet professionnel à réaliser et l'organisation de son mariage la préoccupent beaucoup, « vraiment beaucoup » insiste-t-elle. Elle aimerait que je l'aide parce qu'elle se sent mal !

Je l'incite à me parler de ce qui lui cause tant de souci. Elle a du mal à gérer son temps et à s'organiser. Pendant qu'elle parle, j'observe son corps se tendre et des larmes apparaissent dans ses yeux. Ils s'aiment, mais ils rencontrent des tensions de plus en plus fréquentes. Nico, son compagnon, s'absente de la maison, au moins deux semaines par mois, pour son travail. Il est ingénieur dans une compagnie pétrolière française implantée au Niger. Ses conditions de travail sont très dures et risquées. Quand il revient en France, il est heureux de retrouver Marion. Elle me dit qu'il est « très en demande d'elle » et, à voix basse, elle ajoute : « Mais bien souvent, ces derniers temps, je ne peux pas toujours lui donner satisfaction. Je n'en ai pas envie. Si vous pouviez m'aider aussi là-dessus, ce serait bien ». Nous approfondissons l'anamnèse avec des questions spécifiques sur la sexualité du couple. A priori, rien de particulier ne ressort de cet entretien.

Elle m'explique que, depuis six mois, elle ressent moins de désir pour son compagnon. Très souvent, elle est obligée de se forcer un peu ou de se refuser. Ils en souffrent tous les deux. Son compagnon ne comprend pas ce qui se passe. Il semble affecté par le manque de désir de Marion. Il se sent rejeté et s'interroge. Mais il reste toujours aussi respectueux et tendre. Quant à elle, elle ne sait pas expliquer ce qui lui arrive. Elle s'en veut et se culpabilise beaucoup de ne plus avoir le même désir qu'auparavant et de rendre triste son futur mari.

Nous débutons notre travail par quatre séances d'hypno-relaxation, de renforcement du moi et de gestion du stress en sophrologie, à raison d'une consultation tous les dix jours.

Au cours de ces quatre premiers rendez-vous, l'induction est centrée sur le corps ainsi que sur les respirations synchronisées avec des images positives et avec des mots qui génèrent le calme. Les séances sont enregistrées. Ainsi, tous les jours, Marion peut écouter ces enregistrements chez elle. A la troisième consultation, je poursuis la stabilisation par la mise en place d'un lieu sûr et j'introduis les stimulations alternatives hypnotiques®. La patiente se concentre sur un lieu qui éveille en elle des sensations de calme et de bien-être physique et mental qu'elle renforce par des mouvements oculaires, les yeux fermés. Elle peut refaire cet exercice, aussi souvent qu'elle le souhaite, pour retrouver en elle les mêmes sensations ressenties en séance.

Lors de notre quatrième rencontre, le travail est orienté sur son problème de désir. J'insiste, tout particulièrement, sur les sensations de lâcher prise dans la partie inférieure du corps. De plus, je demande à Marion de revivre des expériences agréables du passé où elle a eu du plaisir avec son ami. Elle s'imprègne de ces moments, de ces images et de ces sensations auxquelles elle pourra faire appel au cours de ses relations intimes futures. Le fait d'écouter régulièrement l'enregistrement de ces séances chez elle lui permet de sentir se relâcher rapidement les tensions ressenties dans le corps. Mais, au début de chaque entretien, elle m'informe qu'elle appréhende les retours de son compagnon.

Cette tension est perceptible quand elle en parle. Elle craint que son ami ne finisse par s'impatienter, même s'il la trouve plus détendue et plus disponible qu'avant pour faire des câlins ! Elle reste rétive. Sa culpabilité est visible.

A la cinquième séance, nous débutons l'hypno-analyse. J'explique à Marion que, pendant qu'elle reste en état d'hypnose, son inconscient pourra répondre à mes questions en faisant lever un doigt pour « Oui », un autre doigt pour « Non » et un troisième doigt pour la réponse : « Je ne sais pas ». Après avoir induit un état profond d'hypnose et après avoir déterminé les doigts correspondant aux trois réponses, j'interroge Marion pour découvrir les causes de son symptôme.

L'exploration en hypno-analyse par les réponses idéomotrices (mouvements des doigts) révèle que le trouble du désir sexuel de Marion est causé ou maintenu par :

- un conflit intérieur ;
- des événements traumatisants ;
- un sentiment de culpabilité et un besoin d'autopunition ;
- le stress ;
- d'autres facteurs.

Alors qu'elle est toujours en hypnose, je lui propose de me parler de ces autres facteurs qui sont à l'origine de ses troubles du désir. Elle me révèle que, depuis un certain temps, elle a mal quand elle fait l'amour avec son compagnon. Au moment de la pénétration, elle ressent des douleurs dans le bas du ventre. Et, très souvent pendant l'acte, elle est obligée de se forcer, même si elle se sent mieux après. A présent, elle s'angoisse terriblement chaque fois que son compagnon a envie d'elle. Elle a peur d'avoir mal. Il ne comprend pas l'origine de ce manque de désir et de ses douleurs dont elle lui a peu parlé. Fréquemment, ils sont contraints d'interrompre leurs rapports. Pour traiter ces problèmes, dans un premier temps, je propose à Marion la visualisation du nuage qui est une technique décrite par Stanton (1). Je suggère à Marion d'aller déposer sur un nuage toutes les raisons conscientes et inconscientes responsables des problèmes évoqués au cours de la séance. Puis je lui demande d'imaginer que, quand le nuage contient toutes les raisons directes ou indirectes, il est détruit par le soleil de son propre désir de se libérer de ses tensions. Puis elle se visualise sereine, avec son compagnon, en pratiquant la technique de la focalisation sensorielle : (« Sensate Focus I » de Masters et de Johnson) pour retrouver le plaisir du toucher sensuel dans le couple, sans relation sexuelle. Il s'agit d'un massage où chaque partenaire donne et reçoit alternativement des caresses sans rapport sexuel et en évitant les zones génitales. La pénétration reste interdite au cours de cette étape.

Au sixième rendez-vous, je continue le traitement avec une seconde séance d'hypno-analyse. Entre la cinquième et la sixième consultation, Marion a reçu la consigne de pratiquer la technique de la focalisation sensorielle avec son compagnon. Elle a passé trois jours avec son fiancé. La première nuit, ils ont respecté ma directive. La deuxième nuit, elle a été à l'origine du rapport sexuel qui a été satisfaisant. Elle n'a ressenti aucune douleur, malgré une légère appréhension. Par contre, la nuit suivante, son ami a pris l'initiative et ce fut une « catastrophe ». Elle me dit : « Je désirais me laisser faire et lui donner satisfaction avant son départ, le lendemain. Mais, quand il m'a pénétrée, j'ai ressenti des douleurs dans le bas du ventre. J'en ai été extrêmement déçue ».

Je lui propose d'utiliser ce dernier phénomène vécu comme une base de travail. J'explore les raisons de la douleur en hypno-analyse. La recherche des causes avec les mouvements des doigts nous apprend que la douleur pendant les rapports sexuels est causée par :

- un événement traumatisant ;
- un sentiment de culpabilité et un besoin d'autopunition ;
- du stress.

Je lui demande par laquelle de ces causes elle veut commencer à travailler. En larmes, elle me répond : « L'événement traumatisant ».

Marion me raconte un événement qui a eu lieu il y a un an et demi. A cette époque, elle vit avec son compagnon, au Niger. Il est souvent absent. Un soir, ils ont une violente dispute. Elle est excédée par ses absences. Seule, elle s'ennuie de n'avoir rien à faire toute la journée. Et elle lui en veut, tout particulièrement, d'être énervé en ce moment quand il rentre après deux, trois voire quatre jours passés hors de la maison. Ce soir-là, il laisse exploser sa colère, ce qui ne lui était jamais arrivé. Il prend un vase posé sur une table et il le jette violemment contre le mur, en direction de Marion. Elle prend peur et elle quitte la maison. Elle se réfugie chez un ami. Cette même nuit, elle fait l'amour avec cet homme. Tous les soirs de la semaine, ils se revoient. En l'absence de Marion, son compagnon repart en déplacement en lui laissant un mot plein d'amour sur la table. Quand Nico rentre le week-end suivant, il s'excuse. Il lui explique combien son métier est dangereux. Les conditions de travail sont très dures et pénibles. Les employés de sa compagnie sont tous énervés. Ils sont menacés d'enlèvement. Ils ont été braqués sur la tempe avec des armes, mais il n'a pas eu l'occasion de lui en parler le soir où il est rentré. Il s'inquiète pour elle, de la savoir seule et sans activité. Il ne veut pas la perdre. Elle pleure beaucoup. Ce soir-là, ils se réconcilient et il lui propose de l'épouser. Elle l'aime et elle est la femme la plus heureuse du monde. Après avoir fait l'amour, il lui demande de lui faire confiance. Ils décident de revenir rapidement en France pour se marier. Le lendemain, elle rompt avec son amant. Mais, dans les jours qui suivent, elle a des bouffées d'angoisse. Elle se sent terriblement coupable d'avoir trompé son futur mari.

Nous commençons par travailler sur la première partie de l'événement, la dispute. L'image des cris et du vase jeté avec violence constitue le moment le plus pénible de cette expérience. Marion se sent impuissante face à cette violence et elle est effrayée par la réaction de son compagnon.

A ce moment-là, j'ai recours à une autre technique d'hypno-analyse, le pont d'affect. En partant de la frayeur ressentie au cours de la dispute avec Nico, nous faisons une régression en âge. La patiente se laisse guider par son émotion pour retrouver l'événement traumatique du passé qui aurait pu aggraver la frayeur et le sentiment d'impuissance éprouvés lors de la dispute récente avec son amant.

Ainsi, elle retrouve un événement survenu quand elle avait six ans. Sa mère se dispute avec son compagnon de l'époque. Il lève la main sur sa mère qui hurle pour le faire sortir de la maison. Marion pleure. Elle est terrorisée. L'homme la menace de lui « en coller une » si elle ne se tait pas.

En revivant cet événement, elle ressent une vive oppression au niveau du thorax. A ce moment, je lui demande de se focaliser sur l'image qui représente l'instant le plus douloureux de ce souvenir. Concentrée sur l'image, elle exprime une croyance négative qu'elle s'est attribuée à elle-même : « Je suis en danger ». J'élimine ce malaise physique et j'installe une croyance positive : « C'est fini, je suis en sécurité maintenant ». La désensibilisation et l'installation de la croyance positive sont effectuées par les stimulations alternatives hypnotiques®.

Alors qu'elle reste toujours en état d'hypnose, je lui suggère de se connecter, encore une fois, à cette émotion « l'effroi » et de me rapporter son souvenir le plus douloureux. C'est l'événement vécu avec son fiancé. L'image qui représente le moment le plus douloureux, c'est la scène où il se met à crier et à jeter le vase. Marion me dit : « J'ai peur. Je découvre un autre Nico, je ne le reconnais pas. Ça me terrorise. Lui, si doux, il me fait peur. Je me sens trahie ». Elle ressent une tension dans la partie inférieure de son corps et une gêne dans la gorge.

Après plusieurs stimulations alternatives, elle m'informe que Nico, avec qui elle vit depuis quatre ans, est une personne douce, calme et très ouverte. Il discute sans détour et sans aucune violence. Elle reconnaît que sa peur est sûrement démesurée. De plus, c'est elle qui a commencé à l'agresser ce soir-là. En effet, elle venait d'apprendre qu'elle n'aurait pas le travail qu'elle espérait. Elle en voulait beaucoup à Nico de la vie qu'elle menait au Niger ; elle ne supportait plus sa solitude et son oisiveté forcées. Après plusieurs séries de stimulations alternatives, le niveau de détresse ne descend pas et la boule dans la gorge est toujours présente. Alors, j'utilise une technique supplémentaire d'atténuation de l'affect. Je demande à Marion de verbaliser, à haute voix, au présent et en utilisant des phrases commençant par « Je », ce qu'elle a besoin de dire à Nico comme s'il était là. Pendant que je continue les stimulations alternatives, elle exprime son mécontentement avec les mots suivants : « Je ne suis pas heureuse ici. Je t'aime, mais je ne suis pas heureuse. Cette vie ne me convient pas. Je veux rentrer en France. Et puis je suis là, à ne rien faire. J'ai l'impression de gâcher les meilleures années de ma vie. Je voudrais créer ma ligne de vêtements et de bijoux. Nos vrais amis me manquent. Je déteste cette vie ».

Elle pleure beaucoup. Puis elle se calme. Son niveau de détresse, qui se trouvait à 8/10 en début de séance, commence enfin à baisser. Je lui propose alors de se concentrer sur ce qui reste de l'image initiale et sur ses sensations corporelles. Le jour de l'événement, si elle l'avait accueilli et si elle l'avait laissé parler, elle aurait su ce que Nico avait vécu dans la journée. Sur le chemin de retour des gisements pétrolifères, le convoi de Nico et de ses collègues avait été arrêté par des bandits qui les avaient rançonnés avec des armes à feu. Après coup, elle ressent beaucoup de culpabilité. J'élimine ce sentiment en utilisant une technique de la psychologie de l'énergie, la Thérapie du Champ Mental, de Roger Callahan (2). La Thérapie du Champ Mental (TCM) - en anglais, « Thought Field Therapy » (TFT) - est une approche thérapeutique qui permet de traiter efficacement et rapidement les problèmes émotionnels (anxiété, stress, attaques de panique, dépression, obsessions, compulsions...) ainsi que les envies compulsives (tabac, alcool, suralimentation). Cette technique consiste essentiellement à tapoter des points d'acupuncture dans un ordre précis. L'émotion désagréable étant ainsi supprimée, je peux installer une croyance positive : « C'est fini. Je peux avoir confiance ». Elle est calme et sereine. Elle se sent bien, sans aucun malaise physique ou émotionnel.

A la septième séance, Marion m'apprend que Nico est rentré. Ils continuent de pratiquer les exercices de la focalisation sensorielle. Elle dit qu'elle éprouve plus de désir. Elle se sent rassurée. Mais elle craint d'avoir encore mal et de tout gâcher à cause de cette douleur. En état d'hypnose, je poursuis le travail sur l'événement traumatisant de la séance précédente. Je vérifie que les problèmes traités n'éveillent plus aucun malaise physique ou émotionnel. Puis j'aborde la relation extraconjugale de Marion. Elle se sent coupable d'avoir eu cette liaison et, surtout, de s'être laissée faire. « Je me sens honteuse » me dit-elle.

Compte tenu du fait qu'un événement désagréable récent peut réactiver un ancien traumatisme non résolu, j'effectue un pont d'affect pour retrouver la première situation (ou la situation la plus pénible) où Marion aurait pu connaître un sentiment de honte. Rien ne se manifeste. Donc, je travaille sur la relation extraconjugale. L'image, qui représente le moment le plus douloureux de cet événement, est celle où elle se revoit en train de faire l'amour avec son amant, le premier soir. Elle a honte et elle se sent affreusement coupable. Elle ressent du dégoût et son niveau de détresse est au maximum, soit 10/10. Quand elle pense à cet événement, elle continue à croire : « Je ne suis pas quelqu'un de bien ». Après plusieurs séries de stimulations alternatives hypnotiques®, son niveau de détresse reste bloqué. Elle a des haut-le-cœur.

J'ai recours à la Thérapie du Champ Mental pour éliminer le blocage émotionnel et pour permettre à Marion de se libérer du poids de sa culpabilité par cette technique. Le niveau de détresse émotionnel est ramené à 3/10. Elle s'en veut toujours à elle-même d'avoir cédé. Elle poursuit les stimulations alternatives en pensant à la première soirée passée chez son amant. Ainsi s'effectue un recadrage de l'événement. Marion raconte que, ce soir-là, lorsqu'elle s'est réfugiée chez son ami, ils ont un peu bu. Au moment de se coucher, il s'est montré tendre avec elle. Nico n'était plus avec elle depuis un certain temps. Elle a aimé passer ce moment dans les bras de cet homme. Elle l'a désiré. Il a été comme « un bol d'air » à un moment où elle était vraiment mal. Le contexte de la vie au Niger a créé beaucoup de tensions et un sentiment d'éloignement avec Nico. Chacun s'est replié sur soi avec ses problèmes. D'un côté, les conditions de travail de Nico étaient dangereuses. Il lui en avait peu parlé pour ne pas trop l'affoler. D'un autre côté, elle se sentait frustrée de ne rien faire et d'être en plus à la charge de son compagnon. Toutes ces pensées, qui émergent au cours des stimulations bilatérales, permettent à la détresse émotionnelle de descendre à 0. A ce stade, en repensant à l'événement, elle choisit de croire : « Je peux tirer des leçons des erreurs du passé ». Je renforce cette croyance par les stimulations alternatives jusqu'à ce qu'elle soit ressentie comme entièrement vraie.

Au huitième rendez-vous, Marion et Nico se sont revus. Ils ont constaté une amélioration. Le désir est là et ils pratiquent les exercices de la focalisation sensorielle. Marion continue ses séances. Nous revenons sur les causes de sa douleur en hypno-analyse. Les événements traumatisants (la dispute et l'infidélité) ne provoquent plus de malaise physique ou émotionnel chez Marion. L'aveu à Nico de son aventure extraconjugale reste l'objet de notre séance. Elle se souvient de la peur et de la tension ressenties. C'était un soir, après leur retour en France. Au cours d'un dîner familial, ils ont annoncé qu'ils allaient se marier. Le soir même, au moment d'aller se coucher, elle a avoué à Nico qu'elle l'avait trompé la première fois où elle était allée se réfugier chez leur ami. Ils ont discuté toute la nuit. Marion se concentre sur l'image qui représente le moment le plus douloureux : les larmes de Nico qui la serre dans ses bras. Elle ressent une douleur intense dans la partie basse du corps. Sa détresse est à 9/10. Et elle exprime la croyance négative suivante : « Je ne suis pas quelqu'un de bien ». Après une première série de stimulations alternatives, elle pleure et, en plus, elle ressent de la colère. Elle me dit : « Il a su me pardonner. Moi, je n'y parviens pas. Je m'en veux parce que je ne pouvais pas garder ça pour moi. C'était trop dur. J'avais l'impression de lui mentir constamment, de ne pas être honnête. Je ne voulais pas me marier avec lui avec un secret. Il fallait que ça sorte. Mais je lui ai fait du mal. J'ai peur qu'il m'en veuille ». Sa détresse finit par baisser. Elle explique combien Nico a su se montrer compréhensif et aimant. Après une nouvelle série de stimulations alternatives répétées, son niveau de détresse reste bloqué à 3/10. J'interroge Marion pour savoir ce qui empêche le niveau de détresse de descendre à 0. Elle répond : « Je voudrais rayer de ma tête ce souvenir. Je voudrais être capable de ne plus y penser ». J'ai alors recours à la technique d'acupression TAPAS (3) pour l'aider à se pardonner. Cette technique d'atténuation de l'affect, semblable à la Thérapie du Champ Mental, fait également partie de la psychologie de l'énergie. Son niveau de détresse est enfin à 0 et je lui demande alors ce qu'elle veut mettre en place comme croyance positive : « Je peux me pardonner. Je suis quelqu'un de bien ». Nous finissons cette séance en effectuant un scan du corps. Tout est calme.

A la neuvième séance, Marion m'informe qu'elle n'a pas revu Nico. Il lui manque. Depuis peu, elle fait des rêves érotiques. Ils sont heureux. Cependant, elle craint d'avoir mal s'ils font l'amour le soir de leur nuit de noce. Je traite cette peur, évaluée à cet instant à 8/10, en utilisant la Thérapie du Champ Mental. Je lui demande de penser à la première fois où elle a eu mal. Ce fut la nuit où elle a avoué à Nico qu'elle l'avait trompé. Après trois séries de stimulations alternatives, son niveau de détresse descend à 0/10. Puis je traite le souvenir le plus douloureux. Elle se souvient d'un soir où elle n'a pas pu faire l'amour avec Nico. Ce dernier s'est mis à pleurer en lui demandant ce qui n'allait pas chez elle. L'anxiété et la culpabilité ressenties sont à 8/10. Après trois séries de stimulations en TCM, la détresse est éliminée. Après, je lui demande de penser à son mariage. Elle ressent une appréhension parce qu'elle continue à croire : « Je ne peux pas faire l'amour sans avoir mal ». Cette affirmation est ressentie comme vraie à 5/10. Pour libérer Marion de cette croyance inadaptée, j'utilise les Techniques de Liberté Emotionnelle - « Emotional Freedom Techniques » (EFT) - de Gary Graig (4). Après deux autres séries de stimulations, la croyance tombe à 0/10. Alors, j'installe la croyance positive : « Je peux avoir confiance ». Elle y croit à 6/10. Après plusieurs séries de renforcement, elle arrive à 10/10.

A la dixième rencontre, Marion m'apprend que Nico est rentré. Ils ont pris beaucoup de temps pour parler. Elle lui a parlé du travail qu'elle a effectué avec moi, y compris ce qu'elle a vécu et ce qu'elle a exprimé. Nico est fier d'elle et, ce soir-là, ils font l'amour avec beaucoup de désir et de plaisir. En hypnose, je m'assure qu'il ne reste aucun malaise physique ou émotionnel relatif aux conflits intérieurs rapportés sur les problèmes de désir et de douleurs, aux événements traumatisants et au stress. Je termine cette séance par un renforcement du moi en utilisant la technique de la « Force intérieure » (5).

Nous nous revoyons après les grandes vacances. Marion me dit qu'elle part un mois en Afrique avec Nico pour chercher une maison et pour mettre en place son projet professionnel. Puis elle doit séjourner un mois dans la propriété de son père pour les préparatifs du mariage. Avant la cérémonie, je la rencontre encore une fois. Marion va bien. Elle n'a plus de douleur. A présent, avec Nico, elle a une communication saine et fluide. A ce jour, ce dossier est clos. Chacun a retrouvé confiance en l'autre.

Marion est venue me consulter en se plaignant du stress lié à son mariage et à l'absence de désir sexuel alors que ses problèmes étaient des conséquences de la dyspareunie. Les exercices de la thérapie comportementale et cognitive, comme par exemple la concentration sensorielle, se sont révélés utiles, mais insuffisants. Il a fallu traiter les causes des problèmes.

Les techniques d'hypno-analyse (les réponses idéomotrices par les mouvements des doigts et le pont d'affect) m'ont aidé à découvrir les événements qui étaient à l'origine des problèmes de Marion. La revivification, effectuée par ces techniques de régression en âge, lui a permis de se connecter avec les sensations et avec les émotions désagréables ainsi qu'avec les croyances inadaptées associées à ces événements. Pour éliminer ces malaises physiques et émotionnels, j'ai eu recours à d'autres approches, apprises également dans les séminaires de Varma, comme les techniques de la psychologie de l'énergie (6) et les stimulations alternatives hypnotiques® (7). L'utilisation de cette dernière technique a été nécessaire aussi pour procéder à une restructuration cognitive, c'est-à-dire pour éliminer les croyances erronées et pour installer des cognitions positives appropriées.

Références

1. STANTON H.E. « Développer la confiance » in Hammond D.C., *Manuel des Métaphores et Suggestions Hypnotiques*. Bruxelles : Satas , 2004, page 137.

2. CALLAHAN R., TRUBO R., *Trapping the Healer Within: Using Thought Field Therapy to Instantly Conquer Your Fear, Anxiety and Emotional Distress.* Lincolnwood (Chicago), Illinois: Contemporary Books, 2001. Tr. fr. *Stimulez votre guérisseur intérieur - La Thérapie du Champ Mental : Comment surmonter peurs, dépendances et perturbations émotionnelles.* Paris : Guy Trédaniel, 2003.
3. FLEMING T., *You Can Heal Now: The Tapas Acupressure Technique (TAT).* Redondo Beach, CA: TAT International, 1999.
4. CRAIG G., *Emotional Freedom Techniques: The Manual.* Sea Ranch, CA: Author, 1999.
5. McNEAL S., FREDERICK C., « Inner Strength and Other Techniques for Ego-Strengthening » in *American Journal of Clinical Hypnosis*, 1993, vol. 35, pages 170-178.
6. VARMA D., Séminaire : *Techniques de la Psychologie de l'Energie.*
7. VARMA D., Séminaires : *Stimulations alternatives hypnotiques® : Initiation, Techniques avancées* et *Supervision.*

CANCER, SEXUALITÉ ET HYPNOTHÉRAPIE

Anne PALLATIN

Le cancer et son parcours de traitements : impacts psychologiques et sexuels

Chaque personne atteinte d'un cancer traverse un parcours singulier dans son rapport à la maladie, aux traitements, aux équipes soignantes, à ses proches, à son partenaire de vie et à ses propres émotions.

Ce parcours dépend de l'histoire personnelle du patient, de son environnement humain et social ainsi que de ses capacités d'élaboration psychique. Cependant, les étapes des traitements affectent souvent lourdement les patients :

- au moment de l'annonce du diagnostic de cancer : choc émotionnel (sidération), culpabilité, repli sur soi, détresse psychique... ;
- pendant les examens médicaux préalables au protocole de traitement (IRM, scanner, biopsie, pose de chambre implantable...) : crispation, peur, anxiété, stress, douleurs... ;
- aux étapes de traitements « lourds » que sont la chirurgie, la chimiothérapie, la radiothérapie, la curiethérapie, l'hormonothérapie : douleurs, fatigue, perturbation de l'image du corps (mutilation), isolement, troubles anxiodépressifs, phases de détresse, perte d'identité érotique, ménopause, infertilité, impuissance, troubles sexuels plus ou moins invalidants, culpabilité...

En 2000, dans sa définition de la santé, l'O.M.S. a confirmé la notion de « santé sexuelle » et celle du « droit sexuel de chacun d'être reconnu et maintenu ». Pourtant, la consultation de sexologie débute à peine en 2008 dans les services hospitaliers d'oncologie et de nombreux patients n'y ont pas encore accès.

Le cancer est souvent vécu comme une matérialisation de la désunion de soi, avec des conséquences psychologiques intenses en termes de dépression, au-delà des dysfonctionnements physiques et des troubles sexuels générés par les traitements.

Les troubles sexuels ont des répercussions traumatiques chez le patient et chez son partenaire. Ils se manifestent par une détresse psychologique et par une confrontation à des deuils, à une image corporelle altérée, à une baisse de qualité de vie, à une perte ou à une grande diminution du désir, de la libido et du plaisir. En toile de fond, ce sont toutes les questions de la fertilité et de la fécondité et, par conséquent, de la maternité et de la paternité, donc du couple, qui se trouvent remises en cause.

Le cancer peut agir comme révélateur de problèmes relationnels préexistants dans le couple et l'apparition de difficultés sexuelles ne va qu'aggraver cet aspect.

Tant sur le plan physique que symbolique, les thérapeutiques du cancer renvoient à la castration. Cette perte de l'identité sexuelle peut aller jusqu'à une perte de l'identité personnelle et narcissique de la personne. Chez l'homme, l'atteinte de la fonction sexuelle concerne la problématique de la performance ; chez la femme, les préoccupations se rapportent surtout à la désirabilité et à la séduction.

La détresse psychologique induite par les difficultés sexuelles dépend de différents paramètres : l'âge du patient, le statut marital au moment du cancer (célibataire, en couple, remariage, divorce récent...), la durée préexistante de la relation de couple et la qualité de la dynamique relationnelle, la présence d'un trouble de personnalité chez le patient (personnalité évitante, histrionique…) ainsi que le rapport avec l'autre sexe (hostilité, attirance, peur…).

Elle est aussi tributaire du niveau de perception de la masculinité ou de la féminité respective. L'identité sexuelle est perturbée par l'atteinte tumorale due à une localisation spécifique telle que la sphère gynécologique (utérus, ovaire, sein), urogénitale (testicule, prostate), digestive (côlon, rectum) ou de la région de la tête et du cou.

Troubles sexuels, souffrance psychique et communication

Aborder la question sexuelle est une affaire de communication. La pratique hospitalière actuelle préconise de s'intéresser au problème dès que possible, dans l'année qui suit la fin des traitements. Une telle démarche est particulièrement justifiée dans les cas de cancer des appareils génitaux ou lors de castration ou de reconstruction mammaire, car le corps passe par des reconfigurations chirurgicales qui sont peu propices à stabiliser une dynamique relationnelle et, encore moins, une dynamique sexuelle maintenue.

Mais la question sexuelle est celle de la libido, c'est-à-dire du désir du vivant. Elle mérite, à l'instar de la question spirituelle, d'être abordée dès les premières phases de la maladie. Cependant, les problèmes de sexualité en cancérologie restent un thème de communication très peu pris en compte dans la relation malades-médecins.

Les jeunes patients éprouvent un sentiment de détresse important lié à leurs difficultés sexuelles. Ils parlent peu ou rarement à leurs médecins et à leurs spécialistes de ces problèmes sexuels vécus comme des préoccupations futiles et honteuses à présenter spontanément. Les médecins et les oncologues de diverses spécialités sont mal à l'aise pour parler de cette question avec leurs patients, car ils se sentent incompétents pour le faire. Aborder les troubles des fonctions sexuelles reste une entreprise délicate pour la plupart des soignants, voire taboue, et nécessite de dépasser les préjugés et les opinions stéréotypées.

Selon le professeur Patrice Guex (1), chef du département de psychiatrie au C.H.U. de Lausanne, pour le patient cancéreux ainsi que pour son partenaire, en oncologie, la communication est une chose très difficile dans la relation médecin-malade, soignant-soigné et institution-patient. L'apparition d'émotions est souvent importante dans l'environnement institutionnel de soins hospitaliers : angoisse, colère, irritation, doute, tristesse, mutisme... face aux soignants. Ces derniers sont très souvent surpris par l'intensité et par l'imprévisibilité des réactions émotionnelles des patients, car ils sont peu formés pour les gérer.

Souvent, le soignant se réfugie derrière des termes médicaux et des transitions abruptes, lui permettant d'éviter le partage d'émotions. Dans ce contexte, comme dans celui de toute consultation médicale même en médecine générale, il n'est guère surprenant que le thème de la sexualité des patients et des patientes soit encore moins abordé spontanément par les médecins et par les soignants ou mal « entendu » par eux lorsqu'une allusion y est faite.

L'approche du patient et du couple en hypno-sexothérapie oncologique

Comme le signale Marie-Frédérique Bacqué (2), psychologue, professeur à l'Université Louis Pasteur de Strasbourg et auteure de nombreux ouvrages concernant les soins palliatifs et l'accompagnement des patients en fin de vie, « la sexualité du sujet normal est déjà une affaire complexe. Elle inclut aussi bien l'identité sexuelle, les variations de l'image de soi et celles du désir que la manière dont on établit son rapport sensuel et érotique aux autres et au monde ainsi que les fantasmes que l'on émet dans leur direction. Elle ne se réduit pas à la fonction sexuelle, et la plupart d'entre nous supportons mal la limitation de la sexualité au plaisir d'une zone corporelle, car la sexualité comprend aussi une part de l'intimité psychique qui correspond à la sublimation des pulsions sexuelles. Sublimation qui va de l'amour du beau à l'acceptation des valeurs morales et sociales contemporaines ».

Si les dysfonctionnements et les troubles sexuels peuvent être traités rationnellement par l'équipe médicale, la sexualité en tant que pratique d'union à son partenaire de vie, mais surtout en tant qu'union à soi, à son propre métabolisme, au mental de ses cellules, à la vie, est une affaire qui intéresse la psychothérapie. L'approche hypnothérapeutique permet tout particulièrement la mobilisation des ressources propres du sujet pour reconstruire le processus de sublimation, acte qui consiste à détourner une pulsion sexuelle vers un but socialement acceptable pour refonder une dynamique constructive qui est propice à la guérison.

Les techniques thérapeutiques d'hypnose utiles pour accompagner ce processus d'union et de sublimation sont multiples et particulièrement efficaces chez les patients ayant déjà expérimenté un travail de développement personnel. En premier lieu, elles s'adressent au patient, mais aussi à son/sa partenaire de vie et au couple. Le matériau psychique livré par le patient et/ou par le couple peut être extrêmement dense émotionnellement. Les fluctuations de la libido du sujet ou du couple répondent à des impératifs temporels qui ne sont pas évidemment liés aux étapes rationnelles des traitements et de leurs impacts. Aussi, l'hypnothérapeute doit-il opter pour une position d'équilibre et de prudence et proposer des techniques d'apaisement psychique et physique, de soulagement et de contrôle de la douleur, de mobilisation des ressources et d'optimisme pour accompagner le sujet vers un recentrage sur lui-même et sur son désir de bien-être.

Si le patient le souhaite, le partenaire est convié à suivre une hypnothérapie de couple. Cette union dans le travail de développement contribue à faciliter le processus d'apaisement et de reprise de confiance en soi du sujet si le couple est équilibré et engagé à « grandir ensemble » dans la crise. Le cancer, ayant souvent un impact négatif sur l'estime de soi et sur la confiance en soi, génère une réelle détresse psychologique pour le malade, mais également pour sa/son partenaire. De plus, la question de la sexualité rend certains patients et certains partenaires extrêmement vulnérables. Ils sont donc enclins à souffrir de problèmes relationnels, traversant des émotions désagréables très intenses telles que la colère, la honte, la culpabilité et la peur.

L'approche thérapeutique de la question sexuelle chez un couple, dont l'un des membres est atteint de cancer, doit être abordée avec tact et avec respect. Il est également important de tenir compte des soins médicaux pratiqués et, si possible, d'établir un lien avec l'équipe médicale intervenante.

Les couples, dont l'un des membres a un cancer dans la zone génitale, ont souvent tendance à éviter les discussions sur le sujet. Les difficultés conjugales peuvent avoir un effet négatif sur la santé physique des partenaires. Les problèmes de couple peuvent augmenter les risques de mortalité à la suite d'une maladie, affaiblir le système immunitaire et élever le niveau psychobiologique du stress. Face à ces conséquences, il est important que les difficultés relationnelles et psychologiques soient traitées avec le même sérieux que les problèmes physiques du malade. L'harmonie du couple et sa survie psychique passent par le dialogue, par le partage et par une mutuelle compréhension des problématiques. Face à la maladie physique, il convient de maintenir l'estime de soi et une bonne gestion du stress, de préserver la communication, l'identité et le narcissisme du couple.

L'approche en hypnothérapie et le traitement des troubles sexuels prennent en compte quatre étapes permettant des développements graduels et l'utilisation de différentes techniques d'hypnose et de thérapie comportementale et cognitive. Je vais vous en présenter quelques exemples (adaptés du « Healing Journey Programme » (3) d'Alastair Cunningham et de Claire Edmonds) :

Etape 1 : La crise

C'est la phase de déni de la réalité et de la vie en « mode automatique » liée au choc émotionnel de l'annonce du diagnostic et de certains traitements lourds (stomies, invalidité, impuissance).

<u>Objectif thérapeutique</u> :
- exprimer et partager ses émotions.

<u>Techniques d'hypnothérapie</u> :
- sophro-relaxation : décontraction musculaire, respiration abdominale, focalisation sur les sensations et sur les rythmes corporels détendus et immuables ;
- apprentissage de l'auto-hypnose et/ou du training autogène de Schultz et renforcement du moi ;
- détermination du lieu de bien-être et de confort physique et ancrage positif ;
- transe avec induction de dépotentialisation de la conscience, réorientation et suggestions post-hypnotiques ;
- écriture des peurs et des démons ;
- recadrage éricksonien (4) (les deux cadres de référence).

Techniques d'hypno-sexothérapie :

- exercices de sophro-relaxation en couple ;
- exercices d'écoute corporelle, de synchronisation gestuelle et de respiration, de visualisation partagée et de toucher ;
- écriture à quatre mains des rêves et des démons (inspirée du jeu du « cadavre exquis » ou par courriel...) ;
- transe légère et jeux de paroles à deux.

Etape 2 : Le démarrage d'un travail personnel ou la phase de prise progressive de contrôle

Objectifs thérapeutiques :

- exprimer et partager ses émotions ;
- reconnaître la menace et y faire face ;
- pratiquer des techniques de relaxation et de bonne santé ;
- développer la maîtrise de soi.

Techniques d'hypnothérapie :

- auto-hypnose et techniques de l'étape 1 ;
- dessin ;
- apprentissage de la respiration profonde et de ses impacts positifs ;
- suggestions d'acceptation des traitements et de leurs bienfaits, suggestions de patience et de confiance ;
- atténuation de l'affect ;
- hypno-analyse et désamorçage des croyances limitantes ;
- restructuration cognitive : repérage des idées reçues et éducation de la pensée pour sortir du jugement, de la culpabilité, de la singularisation ainsi que des croyances erronées et installation de croyances appropriées telles que :
    - « La dépression n'est pas due au cancer, mais à l'idée du cancer » ;
    - « Si vous êtes désigné par le terme de malade, vous n'avez pas l'obligation de vous sentir mal » ;

- « Le courage, c'est de n'être jamais déçu par soi-même » ;
- « Une personne totalement malade ou totalement en bonne santé, ça n'existe pas » ;
- « Tout est poison, tout est remède ».

- hypno-analgésie et suggestions de contrôle de la douleur (5) : désorientation dans le temps, désorientation du corps, déplacement, dépotentialisation de la conscience et réinterprétation ;
- ponts d'affects positifs ;
- thérapie des états du moi.

Techniques d'hypno-sexothérapie :
- ponts d'affects positifs sensoriels et sensuels ;
- pratiques de visualisation guidées avec synchronisation de la respiration et dialogue entre les partenaires ;
- suggestions pour encourager le toucher et les caresses, pour accentuer le plaisir et pour valoriser le corps ainsi que le couple ;
- jeux de réorientation du temps et des corps ;
- jeu de la lettre envoyée au couple par le couple fantasmé induit en séance.

Etape 3 : La phase de recentrage et d'union à soi-même ainsi qu'à l'autre

Objectifs thérapeutiques :
- prendre conscience de ses besoins réels ;
- comprendre ses propres motivations et ses résistances ;
- clarifier et déterminer des objectifs ;
- être en union avec soi-même et avec l'autre.

Techniques d'hypnothérapie :

- techniques des étapes 1 et 2 ;
- apprentissage de la méditation et pratique de la respiration profonde ;
- transe exploratoire de ses besoins physiologiques, spirituels, affectifs, émotionnels et socio-relationnels ;
- élaboration du journal de bord des pratiques quotidiennes (auto-hypnose, sophro-relaxation) ;
- détermination d'objectifs personnels (le corps, l'esprit et la conscience) et transpersonnels (le social, le spirituel ou l'artistique).

Techniques d'hypno-sexothérapie :

- techniques des étapes 1 et 2 ;
- suggestion de créer une boîte à idées et un journal de bord des plaisirs sensuels et/ou sexuels à deux ;
- jeux et pratiques de couple (respiration synchronisée, relaxation profonde, visualisation érotisante...) en séance.

Etape 4 : La phase de recentrage vers des objectifs de développement et vers des buts élevés

Objectifs thérapeutiques :

- rejoindre des communautés stimulantes ;
- savourer l'amour des choses ;
- maintenir son état de quiétude et d'apaisement ;
- s'engager pleinement dans l'équilibre.

Techniques d'hypnothérapie :

- techniques des étapes 1, 2 et 3 ;
- suivi du journal de bord des pratiques quotidiennes (auto-hypnose, sophro-relaxation et actions de bien-être personnel et socio-relationnel).

Techniques d'hypno-sexothérapie :

- techniques des étapes 1, 2 et 3 ;
- suivi et enrichissement de la boîte à idées et du journal de bord (exemples : se donner rendez-vous dans un café, aller à une soirée et faire semblant de ne pas se connaître pour se rencontrer et créer des situations sensuellement stimulantes).

Ces phases et ces techniques dépendent évidemment de la gravité de la pathologie ainsi que des résistances du patient et du couple.

L'approche hypnothérapeutique de la sexualité du patient cancéreux vise aussi (et surtout peut-être) à retrouver une dynamique de désir et donc de guérison, grâce à la mobilisation des ressources ainsi que des fantasmes du sujet et du couple.

Susciter le fantasme chez le patient et dans le couple est une affaire sérieuse

Le fantasme est une ressource imaginative précieuse, qu'elle soit cultivée par le sujet ou partagée dans le couple. La faculté d'aller où nous voulons en imagination est une expression de notre liberté individuelle. C'est une force créative qui aide à transcender la réalité en nous offrant de nous évader de la situation concrète ; elle sert d'antidote puissant à la perte du désir, l'imagination enrichissant le réel. Les fantasmes – sexuels ou autres – ont des pouvoirs de régénération ; ils renversent le temps, nous rajeunissent, nous permettent pour un instant d'être ce que nous ne sommes plus ou n'avons même peut-être jamais été : parfaits, forts, en bonne santé et beaux. Ils nous remettent en présence de ceux que nous aimons et qui ont disparu (par exemple : soi-même non mutilé ou un défunt), ils font surgir le souvenir d'étreintes passionnées avec le partenaire qui à présent est devenu si peu érotique. Ils permettent de réparer, de compenser et de transformer. Pendant un court moment, la réalité de la vie est dépassée et, en conséquence, celle de la mort.

Le fantasme combine l'histoire personnelle singulière du sujet et le champ plus large de l'imaginaire collectif. Le fantasme sexuel ou érotique est également une source d'informations sur la vie intérieure de chacun et sur les dynamiques relationnelles entre les partenaires. Grâce au fantasme, l'esprit créatif trouve une façon ingénieuse de vaincre les conflits autour du désir et de l'intimité. Dans le sanctuaire de la pensée érotique, un espace psychique préservé permet de défaire les inhibitions et les peurs, d'annuler et de vaincre les limites imposées par la conscience, par la culture et par l'image que chaque personne a d'elle-même. Le fantasme agit comme un moteur de résolution de problèmes et d'apaisement des tensions : il exprime et fait expérimenter à la fois le problème et sa solution ! Par exemple, si nous pensons que nous ne devrions pas céder à l'appel de la chair, nous pouvons capituler sur la scène de notre théâtre intérieur sans nous sentir responsable : quel soulagement de sentir la confiance en soi plutôt que la timidité ou la honte !

Le fantasme sexuel intègre toute activité mentale capable de générer du plaisir ou d'intensifier l'enthousiasme. Ces pensées sont le plus souvent inarticulées et correspondent davantage à des sentiments qu'à des images ; elles sont plus sensuelles que sexuelles. Tout comme la suggestion hypnotique, l'imagination érotique se sert de tout : souvenirs, odeurs, sons, mots, moments spécifiques, textures, ambiances... et dévoile les paradoxes symboliques et les rêveries intérieures de chacun. Permettre au patient et au couple, dont les corps sont malmenés par la maladie ou par la peur de la maladie, de retrouver un espace intérieur fantasmatique et sensuel, c'est l'aider à renouer avec le désir, avec le plaisir et avec l'enthousiasme salvateur de l'amour.

L'accès à cet espace intérieur érotique et sensuel est subtil, car peu de personnes verbalisent leurs fantasmes. Aussi, la progression se fait-elle très lentement du fait que, d'une part, il faut éviter les chiens de garde de la conscience et que, d'autre part, il est nécessaire de tenir compte de la peur d'une trop grande excitation sexuelle souvent appréhendée lorsque le corps est douloureux.

Selon les cas, la mobilisation des fantasmes a pour objet de rendre sensuel et d'érotiser à nouveau le rapport avec soi-même et avec l'autre pour atteindre la phase de désir plutôt que celle de l'excitation sexuelle ou de l'orgasme. Le but est de retrouver la confiance, car, comme le précise Johanne Ledoux (6), c'est « l'absence de confiance qui mène à l'isolement, au cynisme et à la maladie ; retrouver la capacité de croire en l'autre est éminemment thérapeutique. Notre corps, qui lui ignore la vanité, sait que c'est dans la confiance qu'il peut cicatriser ».

Pour retrouver cette sécurité, la communication sensuelle et intime ainsi que l'utilisation de toutes les modalités sensorielles, émotionnelles, ludiques, sensuelles, sexuelles et verbales, qui sont propres au couple, sont à favoriser. Ainsi, ce dernier peut inventer des solutions spécifiques à sa dynamique singulière, en acceptant les erreurs et les tâtonnements, jusqu'à trouver la voie la plus juste pour le patient, pour le partenaire et pour le désir de guérir.

Suggestions hypnotiques spécifiques

Après avoir induit un état d'hypnose et proposé au patient de se retrouver dans l'espace de confort, le thérapeute peut donner les suggestions suivantes qui sont inspirées de Perel (7), de Chopra (8) et de Jansen (9) :

1. Suggestions pour renforcer le goût pour la sensualité

« Le sensualisme nous permet de retrouver et de développer l'usage de tous nos sens. Il permet de recréer le lien entre notre corps et la nature sous tous ses aspects..., un paysage..., une odeur..., une sonorité..., une texture..., un goût..., ce qui renforce ou crée en nous l'état d'amour et nous met en condition de nous rapprocher de l'autre pour lui offrir le meilleur de nous-mêmes... Le sensualisme nécessite le maintien en éveil de nos sens... Entretenir notre sensualité implique de vivre chaque expérience comme si c'était la première fois, une manière de retrouver le plaisir déjà vécu à chaque fois..., s'étonner, s'extasier et se laisser ravir... comme un enfant redécouvrant l'eau qui coule..., le plaisir de sauter dans les flaques..., de regarder les nuages..., de sentir une douce brise sur le visage..., de prendre du plaisir à humer l'odeur du café du matin... ou le parfum subtil des fleurs... S'abandonner complètement à la sensation et au plaisir, laisser notre corps et notre âme se remplir de tout ce qui nous comble d'émotion et de plaisir... Le sensualisme, c'est aussi savoir créer un équilibre subtil entre notre envie d'émotion et la capacité à en jouir... Nos corps mémorisent les sensations et savent nous rappeler, à d'autres occasions, ce que nous avons déjà ressenti..., des souvenirs qui nous donnent l'envie de partir à la découverte de nouvelles expériences, de nouveaux paysages, de nouvelles senteurs, de nouveaux états de grâce... Le sensualisme, c'est aussi partager notre ressenti, expliquer notre monde d'émotions..., faire découvrir les sensations vécues... pour en transmettre l'essence... et pour donner l'envie à d'autres... »

2. Suggestions pour réapprendre le toucher, les caresses et l'érotisme sans pratique sexuelle

« Parfois, les autres se méprennent sur nos désirs véritables... et sur nos besoins profonds... Ainsi, nous pouvons simplement éprouver le désir d'être proche de quelqu'un..., d'être caressé tendrement par cette personne..., d'être touché par elle... Mais nous finissons par avoir une relation sexuelle, car nous avons peur de manquer d'imagination... Les risques de ressentir une grande insatisfaction se multiplient alors, car nos besoins profonds n'ont pas été comblés... Et pourquoi ? Parce que nous confondons sexualité et toucher... Dans notre société, nous pensons à tort que le toucher n'est possible, voire acceptable, que dans le contexte d'une relation sexuelle... Il est devenu implicite qu'en l'absence d'une telle relation, le toucher ne sert à rien... Nous avons souvent l'impression que nos gestes doivent absolument conduire à une relation sexuelle..., à consommer..., sans quoi l'expérience serait incomplète. Pourtant, il est possible de se contenter de toucher le pétale d'une fleur, le soyeux des cheveux d'un enfant ou les cheveux de l'être aimé... »

3. Suggestions pour développer l'érotisme sans sexe

a. Métaphore du repas

« Lorsqu'on est convié à un repas composé de plusieurs plats, est-ce qu'on veut en finir au plus vite avec les premiers plats pour avoir le dessert ? Bien sûr que non ! On veut profiter de l'entrée..., puis du mets principal... avec délectation... et se réjouir de ses saveurs... sans se précipiter sur le dessert... De même, en matière de sexualité, faut-il se concentrer sur l'orgasme au détriment des caresses et des « préliminaires » ? On peut même aller plus loin et se poser les questions suivantes : « Le dessert est-il toujours obligatoire ? », « Ou peut-on être rassasié et satisfait avec le plat principal seulement ? », « Ou simplement avec l'entrée ? » Ces questions valent aussi en matière de sensualité et de sexualité... Il n'y a pas d'obligation à avoir une relation sexuelle si notre besoin est d'être caressé... et de nous détendre voluptueusement auprès de notre partenaire... »

b. Métaphore de la nourriture du corps

« Certains couples, pour qui le toucher est lié à la sexualité, se privent de touchers sensuels, s'empêchent de se toucher mutuellement, s'ils n'ont pas la certitude que l'expérience se terminera par une relation sexuelle. Chez ces couples, qui associent toucher et sexualité, l'absence d'une relation sexuelle empêche le toucher, ce qui peut avoir un effet extrêmement négatif. Le besoin de toucher et d'être touché se manifeste à tous les âges de la vie. Le toucher procure un grand bonheur, que l'on soit un bébé ou un vieillard... un athlète ou un paraplégique... Le besoin de réconfort psychologique et affectif que nous pouvons obtenir par les caresses est comparable au besoin de lumière pour le corps et pour les yeux..., d'eau pour la bouche et pour étancher la soif..., d'air frais pour respirer et de nourriture humaine pour vivre... Se priver ou priver l'autre de ce réconfort rend la vie sèche et dure... et fait perdre une dimension essentielle d'amour qui est le guérisseur de tout... »

4. Suggestions pour développer la complicité et l'intimité

« La complicité, c'est avoir une confiance totale en l'autre au point de se livrer à lui ou à elle sans retenue et sans peur du jugement. La complicité, c'est être simplement dans son lien avec l'autre et rien de plus, juste pour le plaisir, hors de toute contrainte... appréciant ce moment de partage où il ne se passe rien d'autre que d'être ensemble... »

5. Suggestions pour se rapprocher de l'autre

« Imaginez que vous avez fait ce rêve..., le rêve de vos retrouvailles..., instant magique où vos regards surpris se croisaient..., où vos yeux livraient vos pensées secrètes... et, là, derrière ce regard... vos corps s'embrasaient... Ce rêve où l'autre vient à votre rencontre... et à son approche... votre cœur s'emballe... L'autre vous parle..., vous sourit... et vous êtes troublé(e)... Vous avez envie de goûter à son sourire gourmand..., d'humer son parfum..., de vous blottir et de vous perdre dans la force et dans la douceur de ses bras... et de retrouver la paix de votre âme, perdue depuis des semaines... Ainsi, dans ce rêve, vous vous oubliez dans ses bras. Vous vous laissez envahir par l'ivresse de l'instant..., par les baisers tendres et brûlants... Vos corps fusionnent pour ne plus faire qu'un...»

6. Suggestions pour la pratique de « l'amour médecin »

« L'énergie sexuelle est une énergie très puissante et peut-être plus puissante que l'énergie des molécules chimiques. L'énergie sexuelle a un processus de transformation que nous pouvons apprendre à maîtriser et à pratiquer comme le font les yogis. Elle nous amène à nos objectifs ultimes, par degrés de plus en plus élevés.

Lorsque nous savons pratiquer l'énergie sexuelle de cette façon, nous en sommes alors puissamment dotés pour toujours. Ensuite, il est impossible de revenir à une sexualité frivole et ordinaire, avec des partenaires ordinaires, car nous savons ce qu'est l'énergie sexuelle. Ainsi, nous sommes prêts à y consacrer un temps particulièrement enrichissant pour notre bien-être, notre équilibre ainsi que pour notre santé physiologique, psychique et spirituelle.

Ce que nous croyons être une union physique et un échange de liquides séminaux est beaucoup plus subtil et beaucoup

plus riche que les apparences et nous en sommes particulièrement tous ignorants, du moins dans la culture occidentale…
Il suffit de penser à aimer l'autre, c'est-à-dire à le concevoir dans sa lumière, dans son aura, dans son champ énergétique, dans sa palette de couleurs et dans ses vibrations vitales. Etre conscient de cet état vibratoire propre au vivant et mêler consciemment son propre « arc en ciel » progressivement à celui de l'autre, pour n'en faire qu'un, constitue une approche dont la pratique demande patience, compréhension et écoute. Pour cela, il faut procéder avec le corps et avec l'esprit afin de ressentir la formidable énergie de la vie, celle de l'univers et de toute matière vivante, en soi et en l'autre… »

Le thérapeute demande au couple de synchroniser la respiration et d'entrer en détente profonde. Puis il continue avec les suggestions suivantes :
« A chaque inspiration, l'énergie physiologique de chaque partenaire s'unit à celle de l'autre… et, à chaque expiration, cette énergie physiologique commune ne fait qu'un champ énergétique où les deux champs sont mêlés… » Le praticien se renseigne sur le vécu du couple et valide les images, les couleurs et les sensations. Il attire l'attention des deux personnes sur le bien-être de ce corps énergétique commun.

Par degrés successifs, le praticien guide le couple dans la prise de conscience et dans la mise au diapason de chaque chakra des deux personnes, en respectant l'ordre des chakras.

Les premières séances permettent l'apprentissage des sept chakras, de leurs particularités et des ressentis spécifiques à chacun. Lorsque cette étape est terminée, la mise en commun de l'énergie stabilisée de chaque chakra peut alors être utilisée pour une pratique accompagnée de « l'amour médecin » pour les deux partenaires qui pourront ensuite pratiquer seuls, avec ou sans rapport sexuel.

Ainsi, l'hypnose permet d'améliorer la qualité de la vie des personnes concernées par le cancer, notamment dans le domaine de la sexualité.

Références

1. GUEX P., « Sexualité et cancer » in *Psycho-Oncologie*, Actes du XXIVème Congrès de la Société Française de Psycho-Oncologie. Springer, décembre 2007, vol. 1, N° 4.
2. BACQUE M.-F., « Sexualité psychique ou fonctionnelle ? » in *Psycho-Oncologie*, Actes du XXIVème Congrès de la Société Française de Psycho-Oncologie. Springer, décembre 2007, vol. 1, N° 4, page 213.
3. CUNNINGHAM A., EDMONDS C., « The Healing Journey Program ». Toronto: The Cancer Research Centre Editions, Princess Margaret Hospital, 2007.
4. ERICKSON M.H., « Faciliting a New Cosmetic Frame of Reference » in ROSSI E.L. (ed.), *The Collected Papers of Milton H. Erickson*. Vol. IV: *Innovative Hypnotherapy*. New York: Irvington, 1980, pages 465-469.
5. ERICKSON M.H., « An Introduction to the Study and Application of Hypnosis for Pain Control » in ROSSI E.L. (ed.), *The Collected Papers of Milton H. Erickson*. Vol. IV: *Innovative Hypnotherapy*. New York: Irvington, 1980, pages 237-245.
6. LEDOUX J., *Guérir sans guerre - Accepter la maladie pour mieux la vaincre*. Paris : J'ai lu Equilibres, 2001, page 97.
7. PEREL E., *L'intelligence érotique*. Paris : Robert Laffont, 2007.
8. CHOPRA D., *Boundless Energy*. London: Rider, 1995, page 11.
9. JANSEN T., *La solution intérieure*. Paris : Pocket Evolution, 2007.

TRAITEMENT HYPNOCOMPORTEMENTAL DU TROUBLE ERECTILE

Xavier RASSEL

Première partie : l'histoire d'Émile et de Joëlle

Émile a vingt-neuf ans. Malgré ses études universitaires, il n'est que commis dans une administration. En octobre 2006, il vient me consulter sur la recommandation de son médecin traitant parce qu'il souffre d'un trouble érectile.

Il me dit que son érection n'est réellement satisfaisante que lorsqu'il se masturbe. « Mes rapports sexuels n'ont jamais été terribles » m'avoue-t-il. Il a déjà connu deux échecs sentimentaux à cause de son problème.

Depuis un an, il est marié avec Joëlle, une jeune secrétaire de vingt-quatre ans. Émile décrit son épouse comme une personne très patiente avec lui, mais il craint que sa patience n'ait des limites : « Elle m'a gentiment fait savoir que ça commençait à bien faire ». C'est ce qui l'a motivé à consulter son médecin traitant. Avant de me l'adresser, le praticien l'a envoyé chez un urologue qui n'a découvert aucun trouble organique.

Émile a peur de perdre Joëlle dont il est très amoureux. Attentionné, il cherche à la combler par toutes sortes de moyens, pas uniquement dans le domaine sexuel. Il s'oublie lui-même et donne l'impression de ne vivre que pour sa femme. Au lit, plus il s'efforce d'avoir une érection, moins il y arrive. Il est obsédé par cette idée. Il dort mal la nuit. Il se sent de plus en plus anxieux et de plus en plus déprimé. Il me dit : « Il faut que je trouve une solution... Il ne faut pas qu'elle parte... C'est l'amour de ma vie... »

Pendant six mois, Émile a pris du Déanxit, un médicament qui associe un anxiolytique et un antidépresseur. Mais ce traitement inhibait davantage son érection. Il l'a arrêté avec l'accord de son médecin.

Émile est le cadet d'une fratrie de six. Dans sa famille, tout le monde respecte une règle très importante : « Il faut penser aux autres avant de penser à soi-même ».

Les schémas cognitifs (1) qui le concernent sont : vulnérabilité, échec, abandon, imperfection, assujettissement et exigences élevées. Émile présente quelques difficultés dans chacun de ces six domaines.

La thérapie a duré six séances, à raison d'une séance tous les quinze jours. A présent, je vais vous décrire le déroulement du traitement.

Séance 1 : avec Emile seul

Après un entretien d'anamnèse et une discussion à propos de l'hypnose, j'explique à Émile le traitement hypnocomportemental. J'insiste sur le fait que la participation de Joëlle à ce traitement est indispensable pour la thérapie. (Elle viendra dès la deuxième séance). Je lui remets le questionnaire des schémas de Young et de Klosko et l'inventaire de dépression de Beck.

Je fais une séance d'hypnose que j'enregistre sur une cassette. Après l'induction, l'approfondissement et les suggestions pour le renforcement du moi de Hartland (2), j'ajoute les suggestions suivantes qui sont en partie inspirées de

Hammond (3) : « Grâce à cette relaxation profonde, chaque fois que vous faites l'amour, vous êtes calme, détendu, très à l'aise, totalement absorbé dans les sensations agréables que vous ressentez dans le corps... Vous profitez pleinement de cette agréable expérience, laissant votre attention demeurer sur toutes ces bonnes sensations... Vous pouvez les explorer, vous donnant tout le temps nécessaire... Vous pouvez les laisser partir, puis les laisser revenir, à votre guise... Si vos pensées s'en éloignent un moment, vous serez capable de les ramener facilement à la focalisation sensorielle... Et pendant quelques instants, en silence, vous pouvez maintenant vous visualiser en train de faire l'amour avec Joëlle, cette femme que vous aimez et qui vous aime, en vous focalisant sur vos propres sensations corporelles et en vous donnant la liberté de simplement vous détendre et de vous amuser... »

Lors de la discussion à propos de la séance, Émile trouve égoïste le fait de se focaliser sur son propre plaisir. Je lui dis que sa femme sera contente s'il retrouve une bonne érection grâce à cet égoïsme ! Il continue : « Mais je dois lui donner du plaisir ! » Je lui réponds : « Elle fera ça toute seule avec ses terminaisons nerveuses. Vous ne pouvez pas mettre du plaisir en elle, de même que je ne peux pas mettre de l'hypnose en vous (toute hypnose étant auto-hypnose). Pendant l'acte sexuel, l'échange affectif et le contact des corps permet à chacun de trouver son propre plaisir. » Émile trouve l'idée intéressante. Je lui remets l'enregistrement en lui recommandant de l'écouter chaque jour, jusqu'au prochain rendez-vous.

Séance 2 : avec Emile et Joëlle

Je commence le deuxième entretien en établissant un contrat comportemental avec le couple. Je lui explique le traitement et il accepte de suivre les instructions suivantes (je m'inspire ici de la technique de « l'immersion progressive » des comportementalistes (4)) :

- pendant au moins un mois, remplacer les rapports sexuels par des caresses corporelles. Ceci évitera à Émile de ressentir l'anxiété de performance ; pendant un mois, il ne se sentira pas obligé de satisfaire sa femme. Mais il devra apprendre à se focaliser sur ses sensations corporelles ;
- durant quinze jours (jusqu'à la séance suivante), chaque jour, pendant environ une demi-heure, se caresser mutuellement tout le corps, sans toucher aux zones sexuelles.

Le but de ces exercices n'est pas de permettre à Émile d'obtenir une érection, mais d'apprendre aux partenaires à donner et à recevoir des caresses. Chacun doit exprimer verbalement à l'autre ce qu'il ressent et ce qu'il veut pour lui-même (« J'aime bien », « J'aime moins là », « Plus fort », « Moins fort »...). Les demandes doivent être formulées de manière claire et directe. Chaque membre du couple n'a pas à deviner ce que l'autre pense ou désire. Quand Emile caresse sa femme, il ne faut pas qu'il se préoccupe de ce qu'elle peut être en train d'éprouver. Il doit seulement se focaliser sur ce qu'il ressent dans les mains. Quand Joëlle le touche, il doit se concentrer sur ce qui se passe dans son corps.

Après avoir présenté ces instructions, je fais une séance d'hypnose avec le couple, en m'inspirant des « Métaphores de sortir dîner et de se gratter le dos » de Hammond (5) qui invitent les partenaires à prendre la responsabilité de leur propre plaisir et qui les encouragent à s'affirmer. Ces métaphores racontent que, lorsque nous sortons à deux pour dîner dans un restaurant, nous n'attendons pas que l'autre décide du repas que nous allons prendre. Naturellement, nous choisissons, nous-mêmes, le plat qui va satisfaire nos goûts et nos désirs. De même, quand nous avons des démangeaisons dans le dos et que nous n'arrivons pas à atteindre l'endroit où nous avons envie de nous gratter, nous savons que notre partenaire ne va pas trouver tout seul où il doit intervenir. Nous le guidons : « Va à droite », « Plus haut », « Moins fort »... Nous sommes les plus grands spécialistes du monde à propos de nous-mêmes et les meilleurs connaisseurs de ce que nous voulons, de ce qui nous donne du plaisir et de ce qui nous rend heureux !

Séance 3

Au troisième rendez-vous, je fais le bilan des quinze jours écoulés avec le couple. Émile et Joëlle apprécient les exercices et trouvent intéressant de pouvoir échanger verbalement sur ce qui fait plaisir ou sur ce qui est moins agréable. Ainsi, chacun apprend à faire savoir à l'autre ce qu'il aime et ce qu'il attend et, en retour, à mieux connaître les désirs de son (sa) partenaire.

Ensuite, pour la quinzaine à venir, je donne les instructions suivantes :

- la première semaine, se caresser mutuellement sur tout le corps en incluant, cette fois, les zones sexuelles. Celles-ci doivent être traitées comme les autres zones, sans insistance particulière ;
- pendant la deuxième semaine, continuer à se caresser mutuellement sur tout le corps en insistant davantage, cette fois, sur les zones sexuelles. Les caresses sexuelles sont donc plus appuyées et peuvent, éventuellement, conduire à l'orgasme. Mais Émile doit éviter de s'en préoccuper. Il doit rester indifférent au fait d'avoir ou pas une érection.

Leur tâche est toujours de se focaliser sur ce qu'ils ressentent dans leur corps et d'exprimer verbalement à l'autre ce qui fait ou non plaisir.

Je continue avec une séance d'hypnose où je reste seul avec Émile. En régression en âge, je l'invite à revivre une expérience sexuelle du passé au cours de laquelle il a eu et il a maintenu une érection satisfaisante.

Émile choisit de retrouver une situation dans laquelle, plus jeune, il se masturbait. Je lui suggère qu'il est capable de rapporter cette expérience agréable du passé et de la transposer dans ses rapports sexuels futurs. Et je lui demande de se visualiser dans une telle situation.

Séance 4

A la quatrième séance, avec Emile et avec sa femme, nous faisons le point sur les quinze derniers jours. Émile raconte qu'il a des érections au cours des caresses sexuelles. Il découvre qu'elles viennent naturellement, sans qu'il ait besoin de s'efforcer pour les obtenir. Il constate qu'elles peuvent disparaître et revenir ensuite, ce qui le rassure sur le fait qu'il n'a pas perdu ses capacités érectiles. En apprenant ainsi à perdre et à regagner son érection, il augmente sa confiance en lui-même.

Je poursuis la séance en leur donnant les instructions pour la prochaine quinzaine :
- pendant une semaine, pratique de l'exercice, dit de « familiarisation avec la vulve », au cours duquel Émile s'habitue à faire glisser lentement son gland à l'entrée de la vulve de sa partenaire, sans appréhension ;
- pendant la deuxième semaine, reprise du même exercice, suivi de tentatives de pénétration pendant un temps très court.

Ensuite, je fais une séance d'hypnose où, à nouveau, je ne garde qu'Émile. Cette fois, j'utilise des suggestions de lévitation et de catalepsie du bras. En 1954, Harold B. Crasilnek a utilisé la catalepsie du bras pour démontrer à un patient le contrôle puissant que son esprit inconscient pouvait exercer sur ses parties sexuelles (6).

Je suggère à Émile d'imaginer un ballon rempli d'un gaz très léger, attaché à son poignet droit. Ce ballon tire tellement la main vers le haut qu'il la sent monter vers le plafond. Dès que la main se lève, je lui demande de serrer le poing et de sentir son bras se raidir. J'attire son attention sur le fait que, plus il essaye de le fléchir, plus son bras devient raide. C'est une application de « la loi de l'effet inverse » selon laquelle, plus on s'efforce de faire quelque chose, plus c'est difficile d'y parvenir (exemples : s'efforcer de trouver le sommeil, de se mettre en état d'hypnose, de se rappeler un rêve qu'on a fait). Je demande à Emile de tâter son bras avec sa main gauche et de sentir à quel point il est devenu raide. J'ajoute que, de la même manière que son esprit inconscient a été capable de provoquer cette lévitation et cette raideur, il est en mesure de provoquer une érection satisfaisante du pénis au cours des rapports.

Séance 5

Au cinquième rendez-vous, je discute avec le couple de la quinzaine écoulée. Émile parvient à maintenir son érection dans le vagin de sa femme. Il peut passer au dernier stade, dit de « pénétration désintéressée ».

Concernant les quinze jours qui suivent, je donne à Emile les instructions ci-après :
- pénétrer sa femme pendant une ou deux minutes ;
- puis ressortir ;
- et, ensuite, recommencer durant une ou deux minutes...

Ces différentes étapes doivent être réalisées de manière désintéressée, c'est-à-dire qu'Emile agit sans se soucier, à aucun moment, d'avoir une érection ou une éjaculation.

Après avoir donné ces directives, je fais une séance d'hypnose avec le couple, en lui suggérant de se visualiser en train de s'adonner à un rapport sexuel réussi.

Séance 6 : épilogue

A la sixième séance, la discussion avec le couple est féconde. Émile a appris plusieurs choses :

- il ne doit pas s'efforcer d'avoir une érection au cours des rapports. Celle-ci vient naturellement (loi de l'effet inverse) ;
- l'érection ne doit pas être une fin en soi menant systématiquement à l'éjaculation, mais un moyen d'obtenir du plaisir ;
- pour faire plaisir à sa partenaire, il n'est pas obligé d'avoir une érection parfaite tout le temps. Son pénis peut devenir flaccide, puis se rigidifier (par exemple, sous l'action des caresses), redevenir flaccide, se rigidifier à nouveau…

Le suivi du traitement

J'ai demandé au couple de revenir six mois plus tard pour un suivi. Leurs rapports sexuels sont toujours satisfaisants. Le traitement a même porté ses fruits dans d'autres domaines de la vie d'Émile ; maintenant, il est davantage centré sur ses besoins et il se montre plus affirmé dans ses relations avec les autres.

Les difficultés rencontrées

Quand j'ai rencontré Émile et Joëlle, je n'avais pas beaucoup d'expérience en thérapie sexuelle. Je craignais de ne pas être à l'aise. Le fait de leur parler franchement de sexe, de pénétration, d'orgasme et de tout ce qui avait trait au sexe, me semblait gênant pour moi-même.

J'ai surmonté cette difficulté en me disant que ces gens devaient, probablement, eux-mêmes se sentir gênés et que mon rôle était justement de les mettre à l'aise. Et je crois que j'ai rempli cette mission de diverses façons :

- en reconnaissant leur courage : « Vous êtes venus me parler de votre vie intime et cette démarche n'est pas facile. J'admire votre courage et je me sens honoré de la confiance que vous me faites » ;
- en utilisant l'humour : « Si vous êtes égoïste pendant le rapport, vous allez bander et, du coup, madame sera contente ! », « Vous allez le caresser sur le ventre, Madame, mais attention, hein, sans toucher le zizi ! » ;
- en permettant certaines identifications : « A un moment ou à un autre de sa vie, tout homme peut avoir des difficultés d'érection » ;
- en donnant des informations : « D'après ce que je sais, l'homme peut avoir ce problème quand il est si attentif à faire plaisir à sa partenaire qu'il oublie de se faire plaisir à lui-même » ou « Il se dit des choses dans sa tête comme par exemple : « Je dois être puissant », « Elle va me juger », « Est-ce que ma verge est assez dure ? », « Elle risque de m'en vouloir », « Elle va me quitter si ça ne marche pas ». Ainsi, j'énumère quelques causes possibles, puis je demande au patient : « Et dans votre cas, qu'est-ce qui se passe ? » De cette manière, il se rend compte que je connais le sujet, que j'ai traité d'autres cas semblables au sien et qu'il n'est pas le seul homme à avoir ce problème.

Deuxième partie : considérations théoriques

L'érection de l'homme

Certains auteurs considèrent l'érection de l'homme comme un phénomène comportant deux périodes. Dans un premier temps, les corps caverneux se gonflent à la suite de la vasodilatation de l'artère caverneuse, mais le sang continue à circuler et sort des corps caverneux par la veine dorsale profonde dont le débit est même augmenté ; le pénis grossit et s'allonge, mais il n'a pas la rigidité suffisante pour permettre la copulation. Dans un second temps, il se produit une vasoconstriction du système veineux qui empêche le sang de sortir des corps caverneux ; le pénis devient alors suffisamment rigide pour permettre la copulation (7).

L'érection est surtout gouvernée par le système nerveux neurovégétatif, mais, comme toutes les phases du rapport sexuel, elle est sous la dépendance des centres nerveux supérieurs (le cortex et le système limbique). Ceci explique le rôle important qu'y jouent les facteurs émotionnels et affectifs.

Le trouble érectile (ou le dysfonctionnement érectile)

Le dysfonctionnement érectile se présente sous forme d'*anérection* (absence d'érection) ou de *dysérection* (difficultés à obtenir l'érection). Si le dysfonctionnement existe depuis toujours, il est appelé *primaire*. S'il survient après une période de normalité, il est dit *secondaire*. Le dysfonctionnement primaire est très rare. Le dysfonctionnement secondaire est beaucoup plus fréquent.

Le trouble érectile peut être total. Il se produit quelles que soient les circonstances : situations, lieux, partenaires et techniques. Ou il peut être circonstanciel : « (...) avec certains partenaires ou lorsque le coït est exigé ou si la nudité est complète, parfois avec toutes les femmes, l'érection ne survenant que lorsque l'homme se masturbe seul et « lâchant » lorsqu'il est touché par la partenaire (...) à certains moments du rapport sexuel, par exemple dès les préliminaires ou après la phase d'excitation, avant ou au moment de la pénétration (syndrome de « lâchage » lors du coït). (...) Enfin, certains sujets ont des érections incomplètes, sans rigidité totale, quelles que soient les circonstances » (8).

Poudat et Jarrousse (9) font remarquer que tout dysfonctionnement entraîne, chez l'homme, d'intenses sentiments de culpabilité, de dépression, d'angoisse et de honte. Souvent, sa première réaction est d'augmenter le nombre de ses rapports sexuels avec l'espoir de retrouver une bonne érection. Mais, si le trouble persiste, il peut diminuer progressivement son activité sexuelle, jusqu'à en être dégoûté, à cause de l'anxiété générée par ses échecs. La femme peut réagir avec gentillesse et avec compassion, en essayant d'aider son compagnon à avoir une bonne érection. Mais elle peut également se montrer agressive si elle interprète ce dysfonctionnement comme une injure.

Les causes organiques

Crasilneck (10) a fait remarquer : « En dépit des affirmations de Masters et de Johnson (...) qui prétendaient que 95 % des troubles de l'érection étaient d'origine psychologique, des recherches récentes suggèrent que peut-être 40 % des problèmes d'érection comportent un facteur organique (...). Par conséquent, avant de pratiquer l'hypnothérapie, il est essentiel que les patients ayant des dysfonctionnements érectiles soient soigneusement examinés en vue d'un diagnostic. Les médecins, pour la plupart, y compris les urologues, n'effectuent pas d'évaluations complètes et adaptées pour ce problème. La recherche de la tumescence pénienne nocturne est peut-être le meilleur test pour différencier l'impotence psychogène de l'impuissance organique. Le bilan endocrinien doit comporter le dosage sérique de la testostérone, de la LH, de la FSH et de la prolactine. On doit procéder à des explorations Doppler pour évaluer la participation vasculaire. Enfin, une épreuve d'hyperglycémie provoquée doit déterminer si un diabète méconnu ne participe pas au problème. »

La testostérone est l'hormone masculine qui intervient au niveau embryonnaire pour obtenir un phénotype masculin des embryons mâles ; elle a une action permanente et indispensable sur les vésicules séminales et sur la prostate. La LH (hormone luthéinizante) a pour fonction chez l'homme de promouvoir la synthèse des androgènes par les cellules interstitielles du testicule. La fonction principale de la FSH (hormone follicustimulante) est de promouvoir et de soutenir la croissance des follicules ovariens chez la femme et la spermatogenèse chez l'homme. En cas de prolactinémie elevée causée par un adénome, le patient se plaint d'une absence d'érection associée surtout à des maux de tête et à une grande fatigue.

La recherche de la tumescence pénienne nocturne (pléthysmographie) s'effectue à l'aide d'un appareil qui enregistre les érections du patient pendant la nuit. Si le trouble est psychogène, des érections complètes et de longue durée se superposent aux phases de sommeil paradoxal.

Les causes iatrogènes

Des substances telles que l'alcool, les sédatifs, les narcotiques et les hypotenseurs inhibent l'érection de l'homme. Il faut également savoir que certains médicament psychotropes activent le comportement sexuel alors que d'autres le freinent.

Les causes psychologiques

Varma (11) nous a enseigné que toutes les peurs inhibent l'érection et, en particulier :

- la peur de l'échec ;
- la peur de ne pas satisfaire la partenaire ;
- la peur de la femme libérée qui attend des performances de l'homme ;
- la peur d'être abandonné par la femme ;
- la peur du sexe féminin ;
- la peur de rendre la femme enceinte ;
- l'anxiété à propos des maladies sexuellement transmissibles ;
- la peur d'être dérangé par les enfants au cours de l'acte sexuel ;
- la peur de ne pas pouvoir éjaculer ou d'éjaculer de manière prématurée…

L'homme peut aussi éprouver des difficultés à s'abandonner aux émotions et aux sensations liées à l'acte sexuel parce qu'il entretient des cognitions négatives telles que l'autosuggestion négative : « Ça ne va pas marcher », les ruminations excessives concernant la performance : « Comment me juge-t-elle ? », « A ses yeux, suis-je assez viril et assez puissant ? » ou l'adoption d'une attitude de spectateur dans laquelle le patient observe ce qui se passe au lieu d'être dans le ressenti. Plus un homme entretient de telles pensées irrationnelles, plus il s'angoisse et, plus il s'angoisse, plus l'échec est assuré.

Il peut y avoir d'autres causes. Varma (12) en cite quelques-unes : homosexualité latente dans une relation hétérosexuelle, culpabilité associée aux relations extraconjugales, conflit se rapportant au complexe d'Œdipe, sentiment d'incompétence associé à un pénis trop petit, sentiment inconscient de colère envers la femme…

Poudat et Jarrousse (13) font remarquer que, même si l'origine du trouble érectile est organique ou iatrogène, les facteurs psychologiques (anxiété, cognitions négatives…) sont toujours présents.

Pour ces auteurs, une cause organique ou psychologique unique n'est pas suffisante pour expliquer le trouble érectile. Le plus souvent, le problème résulte de la présence simultanée de facteurs organiques, iatrogènes et psychogènes (14).

Un de mes patients, qui présentait un trouble érectile, souffrait également de diabète et d'hypertension artérielle. En outre, sa femme lui disait que, s'il ne pouvait pas avoir d'érection avec elle, c'était la preuve qu'il ne l'aimait plus. Son trouble pouvait donc s'expliquer à la fois par :

- son diabète ;
- le médicament qu'il prenait pour traiter son hypertension ;
- l'anxiété générée par des cognitions telles que : « Je dois absolument satisfaire ma femme. Autrement, elle va penser que je ne l'aime plus.»

Le traitement

Les aspects systémiques

Il est recommandé d'associer la partenaire au traitement. Il est important de lui expliquer que l'homme a besoin de son soutien et que ses éventuels reproches risquent d'aggraver le problème. En effet, l'attitude de la partenaire et ses propos ont un impact considérable sur la qualité de l'érection de l'homme.

Quelquefois, une érection insuffisante est liée à des conflits conjugaux ou à des problèmes de communication dans le couple. Aider le couple à rétablir des rapports empreints de confiance, de connivence et de tendresse est essentiel.

Associer la partenaire au traitement présente un autre avantage : celui de voir si elle ne présente pas, elle-même, un trouble sexuel comme une anorgasmie, un vaginisme ou une dyspareunie. Parfois, un homme peut perde son érection à cause de la présence d'un tel problème chez la femme.

Le traitement comportemental

Le traitement comportemental consiste à remplacer initialement les rapports sexuels par des caresses corporelles. La technique, dite de « l'immersion progressive », décrite par Poudat et par Jarrousse (15) et dont je me suis inspiré dans le cadre de mon travail avec Émile et Joëlle, est un exemple de cette pratique. Elle va du plus « facile » - les échanges de caresses - au plus « difficile » - la pénétration désintéressée.

Le traitement cognitif

Le traitement cognitif est utilisé dans les cas où le patient entretient, pendant le coït, des cognitions négatives (autosuggestions, ruminations excessives concernant la performance, attitude de spectateur). Généralement, ce type de patient présente une bonne érection et un puissant désir sexuel pendant la phase d'excitation, mais, au moment de pénétrer sa partenaire, des pensées irrationnelles font irruption dans son esprit et son érection « lâche » d'un coup.

Poudat et Jarrousse (16) proposent au patient de remplir un tableau en trois colonnes. Dans la première colonne, il doit indiquer ses pensées irrationnelles (exemple : « Je vais encore rater mon coup et être ridicule »). Dans la deuxième colonne, il doit noter les autres pensées qui lui viennent à l'esprit et qu'il associe à son problème (exemple : « Je suis tout le temps en échec », « Je ne réussis rien de bon en ce moment »). Dans la troisième colonne, il doit écrire les pensées rationnelles qu'il pourrait entretenir à la place des cognitions négatives (exemple : « Mon problème peut se traiter », « Il existe des techniques efficaces »). Après ces corrections de cognitions, le thérapeute suggère au patient que, s'il a une pensée irrationnelle pendant le coït, il peut « arrêter tout de suite ses interrogations en s'abritant derrière un stop rouge qu'il se met mentalement. Avec ce stop rouge, il est capable de remplacer la pensée dysfonctionnelle par une pensée agréable de détente apprise en cours de relaxation et/ou lors des entretiens » (17).

Le traitement hypnotique

Comme le montre l'histoire d'Émile et de Joëlle, les techniques hypnotiques, utilisées dans le cadre du traitement du trouble érectile, renforcent le traitement comportemental et cognitif.

Par exemple, le praticien peut suggérer au patient hypnotisé de se focaliser sur ses sensations corporelles chaque fois que, pendant le coït, il se met à entretenir des pensées négatives. S'il n'y parvient pas, il peut se concentrer sur une scène agréable, sur un succès du passé, sur une pensée positive, sur un rêve érotique, sur un fantasme sexuel ou sur le souvenir des exercices de la focalisation sensorielle. Le livre de Hammond (18) regorge de suggestions de ce type. Les suggestions de catalepsie du bras de Crasilneck (19) ou de catalepsie du doigt de Gibbons (20) sont également fort utiles.

Comme je l'ai fait avec Émile, il est également possible de procéder à une régression en âge en invitant le patient à revivre une expérience sexuelle du passé dans laquelle il maintenait une bonne érection, puis de la transposer dans ses rapports sexuels futurs. Il s'agit alors de l'approche utilisationnelle préconisée par le célèbre hypnothérapeute Milton H. Erickson.

Troisième partie : le cas du docteur B. et de Mademoiselle M.

Pour terminer d'une façon agréable, je vais vous raconter le cas d'un patient traité par Erickson (21).

Le docteur B., un médecin de quarante-deux ans, se disait lui-même « impuissant psychogène ». Il expliqua à Erickson que son trouble avait commencé, au cours de sa première année d'université, quand il s'était rendu avec des amis dans une maison de prostitution, sans succès. Par la suite, en secret, il avait visité le même établissement et, bien d'autres, « toujours avec le même fiasco humiliant ». Il pouvait avoir une bonne érection, mais, uniquement, jusqu'au moment où la pénétration devenait imminente. La moindre tentative d'intromission vaginale ou le simple fait de se placer entre les cuisses d'une femme entraînait aussitôt une détumescence de son pénis. Pour se débarrasser de son trouble, il avait rendu visite à de nombreuses prostituées et il avait séduit des filles qu'il savait très libérées. Il avait eu des expériences avec des femmes de races différentes. Il avait expérimenté une relation homosexuelle et même des « trucs » de groupe. Il avait essayé diverses drogues, des préparations médicamenteuses ainsi que de l'alcool en quantité variable. Il avait consulté des hypnotiseurs de théâtre. Il avait payé des femmes séduisantes et de bonne volonté pour qu'elles dorment avec lui dans l'espoir que, tôt ou tard, il pourrait se réveiller avec une érection, en pleine nuit, et réussir à avoir des rapports. Mais tout cela sans résultat.

Peu avant sa rencontre avec Erickson, le docteur B. était tombé amoureux de Mademoiselle M., une femme de trente-deux ans, qui l'aimait également. Il lui avait avoué son problème, sans mentionner les mesures « thérapeutiques » auxquelles il avait eu recours sans succès. Après plusieurs tentatives de rapports sexuels insatisfaisants, le couple avait fini par envisager la possibilité d'un mariage heureux avec, seulement, des jeux sexuels et des étreintes affectueuses. Mais le patient sentait que les frustrations, qui en découleraient, mèneraient forcément à une discorde conjugale.

Erickson l'écouta attentivement. Puis il lui demanda de revenir quinze jours plus tard, ce qui lui donnait le temps de réfléchir au type de traitement qu'il allait mettre en place.

Lors de leur seconde entrevue, Erickson dit au patient qu'il était possible d'entreprendre une thérapie faisant appel à l'hypnose, mais qu'il devrait obéir aveuglément et bêtement à ses instructions, sans chercher à comprendre ce qui lui sera proposé. Le docteur B. accepta et Erickson induisit la transe. Il lui ordonna de ne poser aucune question et de l'écouter attentivement. Il signala au docteur B. que son esprit inconscient se rappellerait très bien toutes les instructions. Ainsi, le docteur B. n'avait pas besoin de s'en souvenir consciemment (suggestion indirecte d'amnésie post-hypnotique). Puis Erickson lui donna les suggestions suivantes :

- faire une pause de trois mois dans sa pratique médicale ;
- considérer ce trimestre comme une période insupportablement longue ;

- au cours de ces trois longs mois, n'avoir aucune discussion avec Mademoiselle M. à propos de son problème ;
- noter chaque matin la date du jour et réaliser que la journée prendra fin à exactement minuit. A minuit sonné, plonger dans un profond sommeil physiologique ;
- chaque jour, dîner avec Mademoiselle M. à vingt heures trente précises, puis avoir avec elle n'importe quelle activité, mais pas de relations sexuelles ;
- chaque nuit, être couché dans son lit, lumière éteinte, à exactement vingt-trois heures ;
- attendre qu'il soit minuit pour pouvoir s'endormir ;
- entre vingt-trois heures et minuit, avoir une érection complète, sachant que la détumescence ne pourra se produire qu'au moment où il s'endormira à minuit.

Erickson répéta ces instructions une seconde fois et ensuite, réveilla doucement le patient.

A la fin de la séance, le docteur B. partit seul, absorbé dans ses pensées, en oubliant Mademoiselle M. qui l'avait accompagné et qui était restée dans la salle d'attente. Erickson s'attendait à un tel comportement post-hypnotique, même s'il ne l'avait pas suggéré. Son apparition spontanée indiquait la profondeur et l'efficacité de la transe. S'il ne s'était pas manifesté, la procédure aurait dû être répétée pour obtenir des réponses hypnotiques plus intenses.

Dès le départ du patient, Erickson fit entrer Mademoiselle M. dans son bureau. Il induisit un état profond d'hypnose en elle. Il fut alors facile à Erickson de lui présenter les instructions suivantes pour lesquelles elle développa, elle aussi, une amnésie post-hypnotique :

- éviter toute forme de comportement sexuel et même toute forme de contact physique affectueux avec le docteur B. ;
- ne pas faire attention au comportement de ce dernier ;
- avoir le dîner prêt à vingt heures trente pile et être au lit à vingt-trois heures précises (Erickson savait parfaitement que le docteur B. éteindrait la lumière exactement à ce moment !) ;
- ensuite, s'endormir tranquillement dans un état d'attente heureuse, lequel sera sans cesse présent qu'elle soit réveillée ou endormie ;
- avec le docteur B., n'avoir aucune conversation en relation avec son problème ; même s'il en parle, ne pas en discuter ;
- avoir avec lui une relation comme celle d'un frère et d'une sœur. Ainsi, la nuit, rester de son côté du lit à deux places (ce qu'elle ne faisait pas jusque là).

Trente jours plus tard, le couple revint chez Erickson. Le docteur B. lui expliqua qu'il ne se rappelait pas ce qui s'était passé au cours de sa seconde entrevue. Il lui dit qu'il s'était mis en congé de son exercice de la médecine pour vivre avec Mademoiselle M. (devenue maintenant son épouse), mais que ses soirées, avec elle, étaient bizarres.

Le docteur B. dit : « (...), nous nous mettions toujours à table à vingt heures trente (...). Aucun de nous n'a rien dit à ce propos. Cela semblait faire partie de notre façon de vivre (...). Mais le plus bizarre, c'est que nous avions tous les deux une compulsion à être au lit, prêts à dormir, à vingt-trois heures. Nous ne nous sommes jamais embrassés pour nous souhaiter une bonne nuit (...). Parfois, nous étions au lit quelques minutes avant vingt-trois heures et je surveillais le réveil, et, quand il était exactement vingt-trois heures, j'éteignais la lumière (...). Nous avions une façon de vivre assez bizarre, sans même penser à nous demander pourquoi. Et, chaque soir, après avoir éteint la lumière, j'avais une forte érection, mais je restais juste là à rien faire, à attendre simplement qu'il soit minuit, parce que je savais que je pourrais alors m'endormir et que je ne perdrais mon érection qu'une fois endormi (...). Puis, l'autre nuit (renseignement pris, la vingt-septième nuit de la période suggérée de trois mois), après avoir éteint la lumière et après avoir eu une érection, j'ai soudain réalisé (...), il m'est apparu que je ne pouvais pas perdre mon érection avant de m'endormir. (...), j'ai soudain réalisé que ça signifiait que je ne pouvais pas perdre mon érection tant que je ne m'endormirais pas et, tout à coup, ça m'a sauté aux yeux et je me suis mis à faire l'amour à ma femme » (22).

A la fin de son article (23), Erickson explique que le docteur B., ayant vécu son premier échec avec une prostituée alors qu'il était en première année de médecine, avait cherché à corriger cette mésaventure en revenant sur les lieux. Mais, parce qu'il était troublé et inexpérimenté, il avait reproduit le même comportement malheureux. « La répétition de sa mésaventure, à la deuxième tentative, n'était que la réitération de son premier apprentissage avec la croyance naïve qu'il ne viendrait à bout de sa difficulté qu'en répétant toujours plus ses tentatives pour corriger les choses par lui-même. A un moment donné, au cours de ces vingt-deux années de frustration, il en était arrivé à la conclusion qu'une détumescence regrettable et absurde était absolument inévitable (...). Pour lui, la détumescence devait suivre la tumescence sans que rien ne se produise entre les deux. Il s'était habitué à cette séquence d'événements et n'avait acquis aucun moyen de la modifier. Pour résumer la situation, il se trouvait pris dans un lien psychophysiologique qui ne menait qu'à une frustration désespérée et à un apprentissage qu'il renforçait sans cesse » (24). Avec la pleine coopération du patient qui n'a rien compris à ce qui se passait, Erickson établit un conditionnement psychophysiologique opposé à ce conditionnement traumatique. Le patient devait être sous hypnose, car Erickson dit : « (...) aucune personne sensée n'accepterait des suggestions aussi bêtes à l'état d'éveil » (25). La tumescence était conditionnée à l'état d'éveil et la détumescence à l'endormissement ; tant qu'il était éveillé, la tumescence devait donc persister. Mais cela, le docteur B. devait le découvrir par lui-même !

Références

1. YOUNG J.E., KLOSKO J.S., *Reinventing your Life.* New York : Plume, 1994. Tr. fr. : *Je réinvente ma vie.* Montréal : Editions de l'Homme, 1995.
2. HARTLAND M.B., « Suggestions de renforcement du moi » in HAMMOND D.C., *Métaphores et suggestions hypnotiques.* Bruxelles : Satas, 2004, pages 143-144.
3. HAMMOND D.C., « Suggestions pour réduire la position de spectateur et se centrer sur les sensations » in HAMMOND D.C., *Métaphores et suggestions hypnotiques.* Bruxelles : Satas, 2004, pages 346-347.
4. POUDAT F.-X., JARROUSSE N., *Traitement comportemental et cognitif des difficultés sexuelles* (2ème édition). Paris : Masson, 1992, pages 109-110.
5. HAMMOND D.C., « Métaphores de sortir dîner et de se gratter le dos » in HAMMOND D.C., *Métaphores et suggestions hypnotiques.* Bruxelles : Satas, 2004, pages 350-351.
6. CRASILNECK H.B., « Hypnothérapie et impuissance psychogène » in HAMMOND D.C., *Métaphores et suggestions hypnotiques.* Bruxelles : Satas, 2004, pages 344-346.
7. POUDAT F.-X., JARROUSSE N., ouvrage cité, pages 16-17.
8. POUDAT F.-X., JARROUSSE N., ouvrage cité, page 94.
9. POUDAT F.-X., JARROUSSE N., ouvrage cité, page 94.
10. CRASILNECK H.B., ouvrage cité, pages 344-345.
11. VARMA D., *Hypnose et Thérapie Comportementale et Cognitive.* Séminaire des 13 et 14 décembre 2003.
12. VARMA D., *Hypnose et Thérapie Comportementale et Cognitive.* Séminaire des 13 et 14 décembre 2003.
13. POUDAT F.-X., JARROUSSE N., ouvrage cité, page 101.
14. POUDAT F.-X., JARROUSSE N., ouvrage cité, page 97.
15. POUDAT F.-X., JARROUSSE N., ouvrage cité, pages 109-110.

16. POUDAT F.-X., JARROUSSE N., ouvrage cité, pages 110-111.
17. POUDAT F.-X., JARROUSSE N., ouvrage cité, page 111.
18. HAMMOND D.C., ouvrage cité, pages 342-359.
19. CRASILNECK H.B., ouvrage cité, pages 344-346.
20. GIBBONS D.E., « Suggestions pour les dysfonctions sexuelles » in HAMMOND D.C., *Métaphores et suggestions hypnotiques.* Bruxelles : Satas, 2004, pages 356-357.
21. ERICKSON M.H., « Impuissance : Faciliter un reconditionnement inconscient » in ROSSI E.L. (ed.), *L'intégrale des articles de M.H. Erickson sur l'hypnose*, tome IV : *Innovations en hypnothérapie.* Bruxelles : SATAS, 2001, pages 480-500.
22. ERICKSON M.H., ouvrage cité, pages 487-488.
23. ERICKSON M.H., ouvrage cité, pages 489-490.
24. ERICKSON M.H., ouvrage cité, page 489.
25. ERICKSON M.H., ouvrage cité, page 490.

L'HYPNOSE DANS LE TRAITEMENT DES TROUBLES DU DÉSIR SEXUEL

Catherine THIBAUT

Les troubles du désir sexuel

Dans le DSM-IV (1), les troubles du désir sexuel sont classés en deux catégories :

1. la baisse du désir sexuel ;
2. l'aversion sexuelle.

1. La baisse du désir sexuel

Ce problème est causé par une déficience ou par une absence persistante ou répétée de fantaisies imaginatives d'ordre sexuel et de désir de l'activité sexuelle. Pour faire la différence entre déficience et absence, les facteurs, qui retentissent sur le fonctionnement sexuel tels que l'âge et le contexte existentiel du sujet, doivent être pris en compte.

La perturbation cause une souffrance importante ou des difficultés interpersonnelles.

2. L'aversion sexuelle

Il s'agit d'une aversion extrême, persistante ou répétée et de l'évitement de tout (ou de presque tout) contact génital avec un partenaire sexuel.

Ce problème sexuel est à l'origine d'une souffrance marquée ou de problèmes interpersonnels.

Pendant longtemps, les problèmes liés à l'absence de désir sexuel ont été négligés. Depuis les années 70, ils suscitent un intérêt croissant chez les sexothérapeutes pour les trois raisons suivantes :

1. les troubles du désir sexuel constituent une demande fréquente en thérapie sexuelle ;
2. ils concernent aussi bien les hommes que les femmes ;
3. ils sont souvent associés à d'autres problématiques rattachées à la vie sexuelle.

Le traitement des autres problèmes sexuels est ralenti par le manque de désir sexuel.

Selon Helen Kaplan (2), les réactions sexuelles humaines comportent trois phases : désir, excitation et orgasme.

Trudel définit la phase du désir sexuel comme « l'ensemble des comportements moteurs, des comportements verbaux, des cognitions et des fantasmes ainsi que des réactions affectives qui précèdent le comportement sexuel consommatoire » (3).

La personne, qui souffre d'un désir sexuel hypo-actif, présente des difficultés qui concernent un ou plusieurs aspects de la phase du désir sexuel :

- fréquence basse d'activité sexuelle ;
- moins d'activité de masturbation ;
- désir moins fréquent d'avoir des activités sexuelles ;
- insatisfaction par rapport à la sexualité ;
- réaction moins positive aux avances sexuelles de son conjoint.

Un problème de désir sexuel hypo-actif peut être causé par une mésentente conjugale. Il peut également résulter d'un dysfonctionnement sexuel ou d'un état d'insatisfaction sexuelle. Dans certains cas, l'absence de désir sexuel est causée par une combinaison de ces deux facteurs.

Le problème du désir sexuel peut être primaire ou secondaire, global ou situationnel. Très souvent, nous avons affaire à des personnes qui ont un problème secondaire et situationnel avec un ou une partenaire spécifique.

Modèle cognitif selon Cottraux (4)

Le désir représente une phase qui précède l'excitation sexuelle et qui correspond à des représentations imagées et à une anticipation d'activité sexuelle.

La thérapie cognitive a été préconisée dans les troubles du désir dont la parenté avec la « névrose d'échec » a été soulignée par Kaplan (1974).

Cette sexologue a observé, chez les patients(es) présentant des troubles du désir, l'existence de la peur de la réalisation de l'acte sexuel et d'autres phénomènes cliniques plus discrets comme la peur de l'intimité, la peur du succès romantique ainsi que le rôle de la colère et de l'agressivité à l'égard du ou de la partenaire.

Il est utile d'étudier et de modifier les monologues autodévastateurs et les images mentales qui éteignent le désir et qui sont reliées à des postulats dysfonctionnels tels que :

1. l'orgasme vaginal est le seul orgasme valable ;
2. l'orgasme doit toujours être simultané à celui du ou de la partenaire ;
3. l'attitude sexuelle féminine doit être passive, l'attitude sexuelle masculine doit être active ;
4. la sexualité est entièrement innée. De ce fait, les relations sexuelles doivent être spontanées et ne nécessitent pas d'apprentissage ;
5. les fantasmes sexuels sont interdits, surtout s'ils mettent en scène un(e) partenaire différent(e) ;

6. les difficultés sexuelles sont innées et représentent une fatalité biologique incontournable ;
7. les difficultés sexuelles ont des causes psychologiques tellement profondes qu'elles ne peuvent être résolues que par une psychothérapie de très longue durée ;
8. la masturbation est une pratique honteuse et dangereuse ;
9. la vie sexuelle s'arrange automatiquement si la vie relationnelle du couple s'améliore ;
10. le corps ne doit pas être montré, car il a des aspects repoussants ou choquants.

La plupart du temps, les monologues intérieurs et les pensées automatiques reflètent l'éveil des sensations et des émotions désagréables à l'approche du ou de la partenaire.

Souvent, ces sujets manifestent un état de dépression mineure et chronique. D'autres, chez qui l'anxiété domine, ressemblent plus à des phobiques sociaux.

L'élément commun aux patients présentant un trouble du désir sexuel est représenté par le postulat ayant trait à l'échec sexuel, même si assez souvent les réponses sexuelles fonctionnent normalement. En thérapie, Il est donc utile de se centrer sur cette structure cognitive négative.

Traitement

Le traitement multimodal (5) que je vais vous présenter vise à améliorer la qualité de vie sur le plan sexuel et sur le plan du fonctionnement du couple :

1. Informations sur les diverses phases de l'activité sexuelle incluant la phase du désir

Dès le premier entretien, le thérapeute doit donner des informations sur le fonctionnement sexuel habituel. L'accent est mis sur ce dernier par opposition à un désir sexuel hypo-actif et sur l'importance d'arriver à un niveau d'adaptation qui soit satisfaisant pour le couple.

2. Restructuration de certaines idées négatives qui peuvent provoquer ou maintenir une baisse du désir sexuel

Une baisse du niveau du désir sexuel peut être causée par plusieurs idées provenant d'une éducation sexuelle sévère ou d'expériences sexuelles insatisfaisantes. Ces idées négatives peuvent être centrées sur :

- l'auto-dévalorisation du sujet à propos de son propre corps, en particulier au niveau des régions génitales ;
- l'image de son corps nu pendant les rapports sexuels ;
- le déroulement des activités sexuelles ;
- une mauvaise perception de l'activité sexuelle provenant des idées culturellement répandues.

Après l'activité sexuelle, la personne peut également entretenir des idées négatives au sujet de la réussite. Elles peuvent provoquer un sentiment de culpabilité parce que le sujet a l'impression que les problèmes sexuels sont liés à sa mauvaise performance.

La personne peut aussi éprouver un ressentiment dirigé vers la ou vers le partenaire qui est tenu pour responsable de ce qui est perçu comme une faible qualité dans les relations sexuelles.

3. Favoriser l'émergence d'idées positives et de fantasmes

Augmenter la fréquence des fantasmes sexuels constitue un aspect important du traitement de ce problème. « Plus un individu aurait des fantasmes sexuels fréquents et stimulants, plus son désir sexuel serait élevé » comme le signale Trudel (6).

Pour aider le patient à augmenter les fantasmes, nous pouvons procéder, étape par étape, de la manière suivante :
- informer le patient de l'importance des fantasmes dans la phase du désir sexuel ;
- lui demander s'il a déjà eu ou pas des fantasmes et, si c'est le cas, lui proposer de faire la liste des fantasmes ;
- si le sujet a des fantasmes de façon peu fréquente, il faut rechercher les facteurs qui interfèrent avec le processus fantasmatique. Souvent, il est nécessaire de supprimer les idées négatives relatives à la sexualité ;
- si les fantasmes sont inexistants ou très rares, utilisez, de préférence, les fantasmes que la personne trouvait très stimulants quand elle avait une vie sexuelle active. Si cette démarche est peu fructueuse, il faut trouver les moyens pour augmenter la fréquence des fantasmes en examinant diverses catégories de fantasmes qui seront susceptibles d'agir sur le processus du désir sexuel.

Les principales catégories de fantasmes sont :
- Les idées érotiques ;
- Les endroits érotiques (endroits inhabituels comme un bois) ;
- Les moments érotiques ;
- Les personnes érotiques (penser à une personne sexuellement très excitante ou très séduisante comme un acteur ou une actrice) ;

- Les situations érotiques (être dévêtu par quelqu'un) ;
- Les sensations érotiques (le bruit de la respiration du partenaire, une odeur de parfum, un souffle sur le corps…).

4. Augmenter la qualité et le caractère stimulant des activités sexuelles à l'intérieur du couple

Pour améliorer la qualité de la vie sexuelle, il est important que le couple procède différemment que d'habitude : se livrer à des rapports sexuels dans des lieux inhabituels, expérimenter de nouvelles activités sexuelles, découvrir les préférences sexuelles de l'autre partenaire par des exercices de toucher et par des caresses…Chaque membre du couple doit faire des suggestions réalistes et constructives pour améliorer la vie sexuelle.

Chacun doit également discuter de l'impact du problème du désir sexuel sur le degré de confiance à l'intérieur de la relation. En effet, souvent, les personnes interprètent la baisse du désir sexuel comme une perte d'intérêt plus générale pour le ou pour la partenaire, une diminution de l'amour ou la preuve de l'existence d'une relation extraconjugale. Il est important de clarifier ses aspects ; autrement, un climat de méfiance peut alors s'installer dans le couple.

5. Vérifier la présence d'autres dysfonctionnements sexuels

Un manque d'intérêt pour les activités sexuelles peut résulter d'un dysfonctionnement sexuel et de l'état de frustration qu'elle génère par rapport à ce type d'activité.

6. Améliorer la qualité de la vie du couple

Souvent, les couples, présentant des problèmes de désir sexuel hypo-actif, ne rencontrent pas de difficulté à communiquer dans les différents domaines de la vie quotidienne. Cependant, au niveau affectif et sexuel, la communication paraît plus difficile. Un des objectifs de la thérapie consiste à augmenter les capacités de chaque partenaire à échanger avec plus d'aisance sur tout ce qui concerne la sexualité.

Cas clinique

La thérapie comportementale et cognitive, décrite précédemment, est souvent utilisée pour le traitement des troubles du désir sexuel. Pour le cas que je vais vous présenter, j'ai choisi une approche éricksonienne.

En hypnose éricksonienne, nous pouvons répondre à la demande du patient sans avoir obligatoirement à confronter directement ses limites et ses peurs. Il incombe au praticien d'utiliser les ressources du patient pour le guérir. Ainsi, l'approche éricksonienne est centrée sur le patient et, de ce fait, elle est très individualisée.

Le cas, que je vais vous présenter, concerne une jeune femme de trente-neuf ans que nous appellerons Sandrine. Elle travaille comme déléguée médicale. En juin 2008, elle vient me consulter parce qu'elle ressent un mal de vivre, composé de tristesse et de colère, sans cause apparente. Son médecin lui a prescrit un antidépresseur depuis janvier 2008.

Je lui demande alors depuis combien de temps elle a ces symptômes. Elle me répond : « Depuis deux ans environ ». Quand je la questionne sur ce qui s'est passé à ce moment, elle m'informe : « Il y a deux ans, maman est décédée d'un cancer et elle était alcoolique ».

Comme son demi-frère, Sandrine est née de père inconnu. Elle se plaint de migraines. Après dix ans de mariage, elle a divorcé avec un fort sentiment d'échec. Elle n'a pas eu d'enfant de cette union. Pendant trois ans, pour pouvoir se reconstruire après son divorce, elle a consulté un psychothérapeute dont l'approche était une psychothérapie d'inspiration psychanalytique. Apparemment, les résultats n'ont été que peu satisfaisants, car Sandrine ressent encore un sentiment d'échec important. Elle n'est pas non plus libérée de son besoin d'approbation et de sa difficulté à s'affirmer.

Depuis presque dix ans, elle vit avec le père de ses deux enfants. Elle est assez gravement déprimée avec un score de 28 au questionnaire de dépression de Beck. Bien qu'elle ne souhaite pas parler de sa sexualité lors de l'entretien d'anamnèse, elle mentionne sur ce questionnaire : « J'ai perdu tout intérêt pour la sexualité ».

De plus, Sandrine est assez anxieuse. Elle a des pensées obsédantes et des tics nerveux tels que se ronger les ongles et manger l'intérieur de sa bouche. Elle a des compulsions alimentaires et n'arrive pas à contrôler ses achats compulsifs.

Première séance

Je commence la thérapie par une séance d'hypnose avec une relaxation profonde et avec la visualisation d'un lieu agréable pendant quelques minutes, en silence. Puis je lui propose de se voir en train de taper, avec un bâton ou avec une hache, sur un vieux tronc d'arbre, qui jonche le sol, pour se libérer de toute sa colère durant quelques instants, en silence. Quand elle a fini, elle me le signale en levant un doigt. Je lui suggère alors d'imaginer qu'elle a autour d'elle un bouclier invisible qui la protège, notamment, des réflexions désagréables de son entourage tout en restant perméable aux compliments.

Deuxième séance

A la consultation suivante, Sandrine me dit qu'elle va mieux. Je commence par installer un lieu sûr en pratiquant des stimulations alternatives hypnotiques®, à savoir qu'en état de relaxation, les yeux de la patiente étant fermés, je tapote alternativement sur ses cuisses pendant qu'elle se remémore un endroit agréable associé à des ressentis positifs tels que le calme, la confiance en soi, la détente ou le bien-être. Je continue à approfondir cet état d'hypnose en proposant à Sandrine des exercices du training autogène de Schultz : lourdeur, chaleur, rythme cardiaque régulier et respiration lente. Et pour aider Sandrine à atteindre un état encore plus profond d'hypnose, je lui demande de s'imaginer sur une plage ensoleillée. Puis je termine par des suggestions de renforcement du moi (7) pour augmenter la confiance en soi de la patiente.

Troisième séance

Au troisième rendez-vous, Sandrine m'informe qu'elle se sent de mieux en mieux, plus posée, plus forte et plus sereine. Mais elle me rapporte que son mari se plaint qu'elle n'a plus de désir sexuel. Sandrine reconnaît avoir perdu tout intérêt pour la vie sexuelle depuis le décès de sa mère, il y a deux ans. Cependant, elle aime profondément son époux et elle lui trouve toutes les qualités possibles d'un bon mari.

Je fais alors une séance d'hypnose avec une relaxation progressive des pieds à la tête. Puis en utilisant la « technique de la lessive » décrite par Stanton (8), je demande à Sandrine de s'imaginer qu'elle va dans une buanderie. Elle remplit l'évier avec de l'eau. Elle ouvre une trappe dans sa tête. Elle retire les déchets qu'elle veut éliminer tels que son mal-être, ses peurs, ses angoisses, sa culpabilité, sa tristesse, sa colère et tout ce qui la dérange. Elle les déverse dans l'eau de l'évier qui, graduellement, devient de plus en plus sombre. Finalement, elle imagine qu'elle retire le bouchon de l'évier et qu'elle laisse l'eau noire comme de l'encre disparaître dans le trou de l'évier. Et pour finir, je lui propose de revivre un rapport sexuel harmonieux qu'elle a connu avant le décès de sa mère, en ressentant les sensations physiques et les émotions agréables liées à cette expérience sexuelle du passé. Je lui demande de lever un doigt pour m'indiquer quand elle aura retrouvé, en elle, toutes ces sensations et toutes ces émotions agréables. Je l'invite à ressentir, encore plus intensément, ce bien-être physique et émotionnel et à l'apprécier pleinement pendant quelques minutes de silence. Ensuite, je lui demande de rapporter avec elle, après le réveil, ces mêmes sensations, ces mêmes émotions agréables et ce même désir sexuel qu'elle a connu avant le décès de sa mère. Ainsi, j'ai employé l'approche utilisationnelle recommandée par Erickson.

Quatrième séance

Au quatrième rendez-vous, elle m'informe : « Depuis la dernière consultation, mon mari vous bénit tous les jours ». A partir de ce moment, son trouble du désir sexuel est complètement réglé.

Conclusion

Pour le manque de désir sexuel de ma patiente, l'approche cognitive et comportementale n'a pas été nécessaire. La séance d'hypnose, telle que je l'ai conduite, a suffi pour résoudre ce problème en lui permettant :

- d'une part, de lâcher prise en se débarrassant de ses émotions et de ses sentiments négatifs par « la technique de la lessive » ;
- et, d'autre part, d'utiliser les ressources du passé.

Depuis, nous avons travaillé sur le décès de sa mère en associant notamment les stimulations alternatives hypnotiques® et des techniques de la psychologie de l'énergie (la Thérapie du Champ Mental et la Technique de Liberté Emotionnelle).

Actuellement, je continue la psychothérapie en vue de libérer Sandrine de son mal de vivre associé à ses différents schémas (9).

Références

1. AMERICAN PSYCHIATRIC ASSOCIATION. *MINI DSM-IV. Critères diagnostiques* (Washington DC, 1994). Traduction française par J.-D. Guelfi et *al.*, Masson, Paris, 1996, pages 235-236.
2. KAPLAN H. S., *The New Sex Therapy*. New York: Brunner/Mazel, 1974. Tr. fr. La *nouvelle thérapie sexuelle*. Paris : Buchet/Chastel, 1979.
3. TRUDEL G., « Troubles du désir sexuel » in LADOUCEUR R., FONTAINE O., COTTRAUX J., *Thérapie comportementale et cognitive*. Paris : Masson, 1992, page 133.
4. COTTRAUX J., *Les thérapies comportementales et cognitives*. Paris : Masson, 3ème édition, 1998.
5. TRUDEL G., ouvrage cité, pages 135-139.
6. TRUDEL G., ouvrage cité, page 137.
7. WILSON S.C., BARBER T.X., « Un exemple de suggestions positives de bien-être » in HAMMOND D.C. (éd.), *Métaphores et suggestions hypnotiques*. Bruxelles : Satas, 2004, pages 108-109.
8. STANTON H., « La lessive » in HAMMOND D.C. (éd.), *Métaphores et suggestions hypnotiques*. Bruxelles : Satas, 2004, page 303.
9. YOUNG J., KLOSKO J., *Reinventing Your Life*. New York: Dutton, 1993. Tr. fr. *Je réinvente ma vie*. Montréal : Editions de l'Homme, 1995.

L'HYPNO-ANALYSE DANS LE TRAITEMENT DES TENDANCES HOMOSEXUELLES CHEZ UNE PERSONNE HÉTÉROSEXUELLE

Djayabala VARMA

L'homosexualité a existé à toutes les époques et dans toutes les sociétés. Dans l'antiquité gréco-latine, c'était une pratique courante et socialement très bien acceptée.

Dans le monde judéo-chrétien, l'homosexualité est condamnée, car elle est considérée comme une pratique contre la nature. Dans la culture judéo-chrétienne, la sexualité est conçue pour la procréation. Si la sexualité a un autre but, elle est impure et inacceptable et elle devient un péché.

Or, comme le fait remarquer Colette Chiland, « (...) le problème n'est pas que l'homosexualité est considérée par les autres comme un péché, mais qu'un certain nombre d'homosexuels la ressente comme un péché, qu'ils consultent un spécialiste ou pas » (1).

D'autres homosexuels vivent cette situation comme quelque chose d'anormal.

Considérations théoriques

Ce qui est important pour le thérapeute, c'est de connaître la manière dont une personne vit son homosexualité.

Certaines personnes assument leur homosexualité et sont heureuses. Elles n'ont pas de conflit intérieur à ce sujet. Et, dans de telles situations, la personne n'a aucune demande par rapport à sa vie sexuelle. Dans ces cas, l'homosexualité est egosyntonique, c'est-à-dire qu'elle est en accord avec le « moi » ; la personne se sent à l'aise avec son homosexualité et ne la remet pas en cause. Certains de ces individus peuvent souffrir d'un sentiment d'exclusion sur le plan social. La société crée des normes. « Pour la société, chacun est hétérosexuel jusqu'à preuve du contraire, ce qui n'est pas facile à vivre » pour les homosexuels, comme le précise Brigitte Martel (2). Ces derniers n'entrent pas dans ces normes. Ils ont l'impression d'être des marginaux et ils ont peur du rejet social.

Le thérapeute peut les aider à se libérer de ce problème sans remettre en cause leur orientation sexuelle.

Par ailleurs, dans le cas de l'homosexualité réalisée, Freud (3) reconnaît que, par la psychanalyse, il est impossible de transformer un homosexuel en hétérosexuel. Dans le meilleur des cas, exceptionnellement, on peut le rendre bisexuel en lui laissant le choix de l'orientation sexuelle à l'issue de la thérapie.

Dans d'autres situations, la personne homosexuelle se sent tiraillée. Elle se demande si son orientation sexuelle est juste. Elle en souffre. Son homosexualité est en désaccord avec le « moi ». Elle est egodystonique.

Ainsi, quand une personne homosexuelle nous consulte, le premier point à clarifier avec elle est de savoir comment elle vit son homosexualité.

Si elle ne se sent pas à l'aise avec son orientation sexuelle, il importe d'explorer le problème : est-ce que la personne se sent mal à l'aise à cause de la pression sociale ?

Est-ce qu'elle a du mal à montrer son homosexualité ou à le dire à la famille ? Ou bien est-ce qu'il s'agit d'une remise en cause de son homosexualité ?

Comme le fait remarquer Brigitte Martel (4), l'exploration de ces pistes peut aboutir, soit à une meilleure acceptation de l'homosexualité, soit à un changement d'orientation sexuelle.

Parfois, nous avons affaire à une personne hétérosexuelle assumant pleinement son hétérosexualité et souffrant en même temps de pulsions homosexuelles inexpliquées et incompréhensibles.

Certaines personnes cèdent à ces pulsions et ont, occasionnellement ou fréquemment, des relations sexuelles avec des partenaires du même sexe. Après de telles aventures, elles ne comprennent pas leur comportement et ressentent de très forts sentiments de honte et de culpabilité qui les font souffrir émotionnellement. Souvent, de telles personnes demandent au thérapeute de les aider à comprendre ces tendances et à les en libérer définitivement pour rester hétérosexuelles. Dans d'autres situations, elles préfèrent devenir homosexuelles confirmées et vivre heureuses en tant qu'homosexuelles.

Ces cas ne peuvent pas être expliqués par une théorie générale. Erickson disait que, s'il fallait expliquer les problèmes des patients par une théorie, il faudrait concevoir une théorie par patient, car chaque personne est unique.

Le point de vue d'Erickson est particulièrement justifié dans le cas de sujets hétérosexuels présentant des tendances homosexuelles.

La seule théorie, qui nous paraît intéressante et qui est confirmée par la biologie, est celle de Freud concernant le fœtus (5). Pendant la vie intra-utérine, au cours des premiers mois, le fœtus présente une ambivalence. Il est à la fois garçon et fille. C'est dans la deuxième partie de la grossesse que la différence des sexes devient évidente.

D'un point de vue psychologique, nous retrouvons cette ambivalence. Sur le plan sexuel, un enfant est attiré par les personnes des deux sexes. Probablement, au moment complexe de l'Œdipe, le choix de l'objet est déterminé. Mais, une fois que l'ambiguïté a disparu, d'autres facteurs peuvent contribuer au développement des tendances homosexuelles chez un hétérosexuel.

Je vais vous expliquer le déroulement de la psychothérapie de deux personnes, une femme et un homme, qui souffraient de pulsions homosexuelles, tout en ayant une vie de couple heureuse avec leur conjoint hétérosexuel.

Suzanne

Le premier cas que je vais vous présenter concerne une femme de trente-deux ans que nous appellerons Suzanne.

Au moment de la consultation, elle est mariée, sans enfant. Elle travaille comme institutrice. Elle me consulte pour régler un problème d'angoisse et de manque de confiance en soi. Et de plus, elle est très gênée par une forte attraction physique qu'elle ressent pour une de ses amies. Elle se sent femme dans un corps de femme et, sexuellement, elle est attirée par les hommes. Avec son mari, elle a une vie de couple harmonieuse. Mais, chaque fois qu'elle voit cette amie, elle la prend dans ses bras, lui caresse les cheveux et elle a envie d'aller plus loin dans la relation. Quand elle reste quelque temps sans voir son amie, Suzanne se sent malheureuse et passe beaucoup de temps à fantasmer sur cette femme. Suzanne éprouve de la honte et de la colère envers elle-même à cause de l'attraction irrésistible qu'elle ressent pour cette personne.

Lors de l'entretien initial, Suzanne m'informe qu'elle ne se rappelle pas avoir eu des relations homosexuelles ou hétérosexuelles avant l'âge de vingt-deux ans. A dix-huit ans, elle a connu une attraction physique pour une camarade de classe. Cette dernière n'a pas répondu aux avances de Suzanne qui a très mal vécu cette situation. A l'âge de vingt-deux ans, Suzanne a eu sa première expérience sexuelle avec un homme.

Suzanne a suivi dix ans de psychothérapie d'inspiration psychanalytique avec le même thérapeute, depuis l'âge de douze ans, pour des problèmes d'angoisse. Ces années de thérapie n'ont pas réglé ses difficultés.

Durant son enfance, Suzanne avait de bonnes relations avec son père. A l'adolescence, des conflits sont apparus. Elle a toujours entretenu une relation satisfaisante avec sa mère. Or, cette dernière était d'une nature anxieuse et Suzanne ressentait très fortement le mal de vivre de sa mère.

Au cours des deux premiers rendez-vous, j'enseigne l'autohypnose et la Thérapie du Champ Mental à Suzanne pour l'aider à gérer ses angoisses au quotidien. Après cette phase de stabilisation, je consacre les quatre rencontres suivantes à traiter les expériences désagréables qu'elle a connues dans ses relations avec ses parents. Ce travail préliminaire m'a paru nécessaire pour libérer Suzanne des événements du passé qui auraient pu contribuer à son angoisse chronique.

A la septième rencontre, je procède à l'hypno-analyse pour remonter à l'origine des tendances homosexuelles par la technique du pont d'affect. Au cours de la séance d'hypnose, elle retrouve une expérience qu'elle a vécue à plusieurs reprises entre sept et onze ans.

Quand elle avait sept ans, elle jouait avec un voisin de neuf ans et une voisine de huit ans. Le garçon a proposé aux deux filles de s'embrasser et de se caresser mutuellement. Elles ont sagement obéi. Suzanne s'est rendu compte que ces baisers et ces caresses mutuelles étaient agréables. En revivant ces événements sous hypnose, elle ressent un mélange de honte et de culpabilité qu'elle évalue à 5/10. J'aide Suzanne à éliminer ces émotions par les stimulations alternatives hypnotiques®. Quand le malaise émotionnel est descendu à 0, je procède à la restructuration cognitive en lui demandant ce qu'elle aimerait croire de positif sur elle-même par rapport à cet événement. Elle choisit la croyance positive : « Je suis bien comme je suis ». Je renforce cette croyance et je vérifie que, lorsque Suzanne repense à cet événement en se concentrant sur la croyance positive, il ne reste plus aucun malaise physique et émotionnel.

Durant la même séance, pendant que nous travaillons en hypnose sur ces expériences qui se sont déroulées entre sept et onze ans, des souvenirs d'expériences similaires vécues à l'âge de treize ans apparaissent. Ainsi, Suzanne s'est livrée à des caresses mutuelles avec une autre fille du même âge qui avait « l'allure d'un garçon manqué ». Ces évocations provoquent en elle de la honte et du dégoût qui se traduisent sous la forme d'un malaise ressenti dans le dos. Après avoir éliminé ces sensations physiques et ces émotions désagréables par les stimulations alternatives hypnotiques®, j'installe la croyance positive retenue : « Je suis digne ». Et, quand je lui demande de repenser à cet événement tout en se concentrant sur la croyance positive, elle ressent à nouveau un malaise dans le dos évalué à 5/10. Cet inconfort physique est évacué par les stimulations alternatives en état hypnotique.

Après avoir traité ces événements du passé en rapport avec son problème, à la huitième rencontre, je propose à Suzanne de choisir un événement représentatif de ce qui s'est passé récemment avec son amie. En état d'hypnose, elle fait une régression en âge jusqu'à cette expérience. Elle retrouve une situation récente où elle a pris son amie dans les bras, l'a embrassée dans le cou et lui a caressé les cheveux. Suzanne ressent beaucoup de plaisir à revivre ces événements. Les stimulations alternatives hypnotiques® font disparaître ce plaisir, car cette technique enlève tout ce qui est inapproprié et négatif et renforce tout ce qui est positif et bénéfique pour la personne.

A ce stade, je lui demande ce qu'elle aimerait penser de positif quand elle repense à cet événement. Elle choisit la croyance : « Je suis indifférente aux femmes sur le plan sexuel ». J'ancre cette croyance. Dans la même séance d'hypnose, je suggère à Suzanne d'imaginer une situation future avec son amie. Elle se voit aux heures habituelles, entre dix-huit heures et vingt heures, en train de discuter avec cette personne, sans penser au sexe. La croyance, associée à cette image, est : « Avec les femmes, je peux avoir des relations amicales sans attraction sexuelle ». Je renforce cette affirmation par les stimulations alternatives hypnotiques®. Avant de clore la séance, je vérifie que cette image future, associée à la croyance retenue, n'éveille aucun malaise physique ou émotionnel chez Suzanne.

Au rendez-vous suivant, un mois et demi plus tard, Suzanne m'informe qu'elle a revu son amie seulement un mois après leur dernière rencontre. D'un côté, elle remarque qu'elle éprouve moins le besoin de la voir et, d'un autre côté, elle ressent un lien amical, sans attrait sexuel.

Depuis le début de la relation, son amie était complice, sans prendre d'initiative. Au cours de la séance d'hypnose, je demande à Suzanne de s'imaginer dans une situation future en train de prendre son amie dans les bras, de l'embrasser dans le cou et de lui caresser les cheveux. Ces images la dérangent. Elle me dit qu'elle n'a ni envie de lui embrasser le cou ni de lui caresser les cheveux. Sous hypnose, Suzanne se voit en compagnie de son amie dans une discussion purement amicale. La croyance, qu'elle associe à cette image, est : « Je peux rester maître de moi-même ». Je renforce cette image et cette croyance par les stimulations alternatives hypnotiques®.

Un mois plus tard, lorsque je revois Suzanne pour la dernière séance, elle est très contente. Elle se sent calme et plus sûre d'elle-même. Elle m'annonce qu'elle a revu son amie et que, lors de cette rencontre, elle n'a ressenti aucune attraction sexuelle et qu'elle s'est sentie plus distante par rapport à cette personne.

Avec Suzanne, toute la thérapie s'est déroulée à raison d'une séance par mois, car elle venait de la province. La psychothérapie a duré dix séances.

Le traitement de Suzanne a été rapide du fait que son problème n'était pas lié à des traumatismes. L'exemple suivant est beaucoup plus complexe à cause des nombreux traumatismes du passé vécus par le patient.

Julien

Le deuxième cas concerne un homme marié de quarante-trois ans que nous appellerons Julien. D'un premier mariage, il a eu deux enfants. Après son divorce, il s'est remarié et a eu une fille. Il travaille comme cadre supérieur en entreprise. Il vient me consulter pour des pulsions homosexuelles incontrôlables qui se manifestent sous forme de contraction au niveau de l'anus et d'une envie de se faire introduire un doigt dans cette partie du corps. Parfois, il est obligé de prendre congé de son travail pour pouvoir satisfaire ses pulsions qui peuvent l'envahir à tout moment et en tout lieu. Les situations anxiogènes augmentent ces pulsions. Dans ces moments-là, il recherche un partenaire homosexuel. Pendant ces relations homosexuelles, il se sent comme « une pute bien chaude », selon son expression. Pour vivre ces expériences de façon moins pénible, il prend de la drogue. Après de telles aventures, il éprouve une honte, un dégoût, une culpabilité et une très grande colère envers lui-même.

Ses deux femmes n'ont jamais été au courant de ses aventures homosexuelles. Il se sent homme dans un corps d'homme. Et, par moments, il se sent également femme dans un corps d'homme. Depuis l'adolescence, il est attiré par les femmes. Il en a connu plusieurs. Donc, il n'est pas un vrai homosexuel.

Pendant dix ans, il a suivi une psychanalyse à raison de deux à trois séances par semaine. Parallèlement à la thérapie, il a participé à une psychothérapie psychocorporelle de groupe pendant six ans, au rythme d'un week-end par mois. Toutes ces démarches n'ont pas réglé son problème. Pendant sa psychanalyse, au cours de plusieurs séances, il a parlé de ses tendances homosexuelles avec son thérapeute. Or, il ressentait beaucoup de honte pour aborder ce sujet. Rien que pour surmonter cette émotion, il lui a fallu une dizaine de rendez-vous. A l'issue de la psychanalyse, Julien est arrivé à la conclusion suivante : « Nous sommes tous bisexuels. Certains peuvent vivre cela dans leurs fantasmes. Mais, moi, je suis condamné à le vivre concrètement. Ainsi, dans la vie, je dois accepter le fait que je ne peux pas tout avoir et que je ne peux pas tout faire ». Il se consolait de cette manière pour survivre avec un sentiment de « frustration maturante ». Cependant, chez Julien, persistaient un conflit intérieur et une grande souffrance émotionnelle. Et, en permanence, il était anxieux avec une tendance à la dépression, car il avait l'impression de ne pas contrôler sa vie. Quand il vient me consulter, il est convaincu qu'il n'existe aucune solution à son problème.

Stabilisation, renforcement du moi et pont d'affect

Les deux premières séances de thérapie sont consacrées à la stabilisation et au renforcement du moi. J'enseigne l'auto-hypnose et la Thérapie du Champ Mental à Julien pour lui permettre de gérer efficacement les émotions désagréables qui le dérangent, notamment l'anxiété. Au rendez-vous suivant, en effectuant une régression en âge par la technique du pont d'affect, je permets à Julien de remonter à l'origine du problème. Il revit un événement qui s'est déroulé à l'âge de quatre ans. Il est à quatre pattes et son père introduit un de ses doigts dans l'anus de l'enfant. Julien ressent une forte rage envers son père quand il revoit ces images, car il se sent comme un objet manipulé par cet homme.

Pour éliminer cette rage, j'utilise les stimulations alternatives hypnotiques®. Je demande à Julien, qui est toujours en hypnose, de taper alternativement sur les cuisses. Je lui propose de verbaliser sa rage à haute voix en apportant à l'enfant la force de l'adulte qu'il est aujourd'hui. Quand tout le malaise émotionnel s'est dissipé, j'effectue une restructuration cognitive en installant la croyance positive qu'il a choisie : « Je suis fort ». A la suite de cette séance, Julien ressent un calme intérieur important et des pulsions homosexuelles moins fréquentes que dans le passé.

Lors des consultations suivantes, je traite l'expérience homosexuelle la plus ancienne, la plus désagréable et la plus récente par les stimulations alternatives hypnotiques®. Deux autres situations similaires et gênantes sont repérées et traitées quand Julien revoit mentalement l'histoire de son homosexualité.

Après ce travail, Julien cesse de rechercher des partenaires homosexuels. Mais l'envie de recourir à des relations homosexuelles se réveille toujours face à des situations anxiogènes.

Thérapie des états du moi

En hypno-analyse, je découvre qu'une partie de Julien est responsable de ces envies et je continue donc la thérapie avec cette partie de Julien. Cet état du moi s'appelle initialement « tragédie ». Il est apparu à l'âge de quatre ans quand le père de Julien a stimulé l'anus de l'enfant. « Tragédie » ressent de la rage et de la tristesse face à cet événement. J'aide cette partie à évacuer la rage et la tristesse par les stimulations alternatives hypnotiques®. Puis je demande à « tragédie » ce qu'elle essaye d'accomplir dans la vie de Julien. Elle me répond qu'elle veut lui apprendre à être soumis à son père pour éviter la violence de ce dernier qui frappait Julien pour n'importe quelle raison, tout en l'humiliant. J'attire son attention sur le fait que ces expériences vécues dans les relations avec le père appartiennent au passé. Puis je la questionne pour savoir ce qui, aujourd'hui, la motive à pousser Julien vers des aventures homosexuelles. Elle m'explique qu'elle l'aide à faire baisser l'anxiété dans des situations difficiles. Je remercie « tragédie » du soutien qu'elle a apporté à Julien durant l'enfance et de son intention positive pour gérer les situations anxiogènes actuelles. Je l'interroge pour savoir si elle est consciente des conséquences qui résultent de cette manière de faire face à l'anxiété. Elle me répond qu'elle sait que Julien se sent honteux, dévalorisé, indigne et coupable après chaque aventure homosexuelle. En énonçant les conséquences des aventures homosexuelles, « tragédie » ressent encore de la tristesse évaluée à 3/10 que j'élimine par les stimulations alternatives hypnotiques®.

Ensuite, je questionne « tragédie » pour savoir ce dont elle a besoin. Elle me répond qu'elle a besoin de protection. Je fais alors appel à une autre partie de Julien qui veut bien apporter la protection à « tragédie ». Un état du moi, appelé « force », se manifeste. J'interroge « force » pour savoir comment sont ses relations avec « tragédie ». « Force » m'apprend que « tragédie » vit dans son monde, repliée sur elle-même, et ne communique pas avec les autres parties de Julien.

J'informe « force » que « tragédie » est prête à accepter son amitié et je lui demande d'aller vers « tragédie ». Je me renseigne auprès de « force » pour connaître la réaction de « tragédie ». « Force » me rapporte que « tragédie » accepte son amitié avec beaucoup de plaisir.

A ce stade, j'explique à « tragédie » qu'il y a, chez Julien, des parties plus adultes et plus matures qu'elle qui sont capables de mieux gérer les situations anxiogènes. Quand Julien doit faire face à ces situations, elle peut rester en compagnie de « force » et se reposer. « Tragédie » accepte ma proposition.

Je pose la question suivante à « tragédie » : « Qu'est-ce que tu aimerais croire de positif sur toi-même à la suite du travail que nous venons de faire ? » Elle choisit la croyance positive : « Je suis respectable ».

Après ces séances, le calme intérieur de Julien se renforce. Il s'est libéré définitivement de toute tendance homosexuelle. Il est capable d'aborder les situations anxiogènes avec sérénité et avec une attitude de résolution de problème.

Après avoir réglé le conflit relatif à ses tendances homosexuelles, Julien se sent beaucoup moins anxieux et beaucoup moins déprimé. A ce stade, il entreprend avec moi une thérapie plus globale pour se libérer de ses autres traumatismes, de sa dépression et de son manque de confiance en soi.

A l'issue de la psychothérapie, au dernier rendez-vous, nous effectuons un bilan du travail réalisé. Les conclusions de Julien sont les suivantes :

- pendant les dix années de psychanalyse, il avait vaguement l'impression d'avoir été abusé sexuellement par son père, mais il n'avait aucune image ni aucun souvenir précis de l'événement. Au cours d'une séance d'hypno-analyse, par le pont d'affect, il a pu accéder à l'origine de ses pulsions homosexuelles. L'événement traumatisant, en rapport avec ce problème, a pu être réglé durant cette seule séance ;
- en deux ans de thérapie, Julien a pu résoudre définitivement plusieurs problèmes, d'une manière rapide, surprenante et agréable, grâce à l'hypno-analyse intégrant la thérapie des états du moi, les stimulations alternatives hypnotiques® et les techniques de la psychologie de l'énergie. En conséquence, il se sent « enfin heureux de vivre » à la fin du traitement hypnotique.

Conclusion

En guise de conclusion, j'aimerais faire quelques commentaires sur ma démarche thérapeutique. Suzanne et Julien sont venus me voir pour un problème actuel qui les gênait. Si pour répondre à leur demande, j'avais travaillé directement sur les problèmes actuels, des images intrusives des expériences désagréables du passé seraient venues faire obstacle. Certains patients ne veulent travailler que sur le problème présent et ne comprennent pas que le thérapeute traite les traumatismes du passé.

Après quelques séances de stabilisation et de renforcement du moi, la première étape consiste à découvrir les événements responsables du problème. D'après mon expérience, l'hypno-analyse constitue le moyen le plus rapide et le plus direct pour accéder à l'origine des problèmes. Cette prise de conscience en soi ne suffit pas. Il est important d'éliminer les émotions désagréables associées aux événements traumatisants et d'effectuer une restructuration cognitive pour que le passé cesse d'influencer négativement le présent. Les techniques de la psychologie de l'énergie et les stimulations alternatives hypnotiques® se révèlent très efficaces aussi bien pour la désensibilisation que pour la restructuration cognitive.

Références

1. CHILAND C., Le *sexe mène le monde*. Paris : Calman-Lévy, 1999. Traduction anglaise. *Sex Makes the World Go Round.* London: Karnac Books Ltd, 2008, page 80.
2. MARTEL B., *Sexualité, amour et Gestalt*. Paris : InterEditions/Dunod, 2004, page 127.
3. FREUD S., « Über die Psychogenese eines Falles von Weiblicher Homosexualität » (1920). Tr. Fr. « Sur la psychogenèse d'un cas d'homosexualité féminine » in *Névrose, psychose, perversion*. Paris : P.U.F., douzième édition, 2002 (première édition : 1973), page 249.
4. MARTEL B., ouvrage cité, page 126.
5. FREUD S., ouvrage cité, page 270.

SEXOGESTALT ET HYPNOSE : PRÉLUDES D'UN DIALOGUE HEUREUX

Rodolphe ROY-LARENTRY

En 1996, le psychiatre Charles Gellman crée la sexogestalt. Cette technique permet de traiter des problèmes sexuels qui, en majorité, concernent l'insatisfaction dans les relations sexuelles. Elle est également efficace pour régler les difficultés relationnelles dans le couple, les troubles de l'identité sexuelle (« la genralité ») ainsi que les problèmes liés à l'orientation sexuelle. « La genralité » ou l'identité sexuelle répond à la question suivante : « Qui suis-je ? » Par exemple, un homme peut se sentir homme dans son corps d'homme ou femme dans son corps d'homme. Et il peut en être de même pour la femme. L'orientation sexuelle correspond à la question : « Vers qui suis-je attiré(e) ? » L'orientation d'une personne peut être hétérosexuelle, homosexuelle, bisexuelle, asexuelle ou narcissique. Ainsi, en thérapie sexuelle, les demandes des patients présentent une grande diversité (1) (2).

Je vais vous présenter le cas d'une de mes patientes que j'appellerai Léa. La prise en charge de cette personne a nécessité l'intégration de deux approches : l'hypnose et la sexogestalt.

Léa est une jeune femme de trente-trois ans. Avec son mari, elle forme un couple hétérosexuel « classique ». Elle vient me voir à la suite d'une grave dépression consécutive à une interruption involontaire de grossesse. Pendant trois mois, son psychiatre l'a mise en congé de maladie. Elle souffrait alors d'aménorrhée et de spasmophilie. Elle était anorexique. Elle avait été diagnostiquée du trouble de la personnalité état-limite. De plus, elle présentait un problème de dyspareunie et, parfois, de vaginisme.

Léa avait peur de tout, notamment que son mari ne meure chaque fois qu'il sortait. Elle pouvait avoir des crises d'angoisse si son mari ne la prévenait pas de son retard.

Lorsque Léa vient me consulter, son couple se trouve dans la deuxième phase de cette maladie conjugale dont parle Tordjemann (3) : « la phase de résignation ». D'après ce dernier, les couples dysfonctionnels peuvent passer par les cinq phases suivantes :

- phase 1 : la phase de culpabilité ;
- phase 2 : la phase de résignation ;
- phase 3 : la phase d'agressivité ;
- phase 4 : la phase d'infidélité ;
- phase 5 : la phase de séparation et de divorce.

Les rapports sexuels se limitent à une fois par mois. Elle a peur de la pénétration et elle éprouve de la honte à montrer qu'elle ressent du désir. Elle considère le sexe comme quelque chose de sale.

Je commence le traitement par une psychothérapie d'inspiration psychanalytique, couplée à un travail de groupe psychocorporel. Après quelques séances, les progrès du traitement sont apparents. Ainsi, ses crises de spasmophilie et ses comportements hypocondriaques ont presque disparu. Léa ne ressent pratiquement plus de douleur pendant les rapports sexuels.

Or, comme le précise Reich (4), une thérapie n'est pas terminée s'il n'y a pas, entre autres, de vie sexuelle orgasmique. Donc, le traitement de Léa est loin d'être fini.

Je poursuis la thérapie en traitant les traumatismes du passé par les stimulations alternatives hypnotiques®. Au cours des séances d'hypno-analyse, nous découvrons des événements du passé qui éveillent, en elle, un malaise physique et émotionnel. Ils concernent principalement :

1. sa mère ;
2. son père ;
3. son grand-père paternel ;
4. ses menstrues ;
5. les garçons.

1. La mère

Depuis l'enfance, sa mère l'a constamment mise en garde contre « les garçons qui ne pensent qu'à ça ». Devant les gens, elle disait : « Ma fille n'aime pas les garçons ». Sa mère, qui était inquiète, voulait savoir tout ce qui s'était passé dans la journée lorsque Léa revenait de l'école. Elle avait des jeux bizarres. L'une de ses distractions favorites était de disparaître pour faire croire à sa fille qu'elle était partie.

2. Le père

Le père pouvait se montrer effrayant lorsqu'il se mettait en colère. Durant son enfance, tout le temps, Léa avait peur de faire des bêtises.

3. Le grand-père paternel

Concernant ses relations avec son grand-père, Léa me raconte : « Si je portais des jupes trop courtes, il faisait des réflexions. Mais le plus terrible pour moi a été quand je l'ai entendu demander à mon mari combien de fois par semaine nous faisions l'amour et quand il m'a questionné sur ce qui faisait plaisir à mon mari. J'ai vécu ça comme une trahison. Il donnait de l'importance au sexe ».

4. Les menstrues

Léa a eu ses premières règles à douze ans. Elle n'a pas supporté le fait de devenir une jeune femme. Au cours du traitement, l'intégration successive de cognitions positives lui a permis d'accepter sa féminité. Par ailleurs, le sang menstruel est associé à l'hôpital où elle a séjourné à la suite d'un accident. A l'âge de dix ans, elle a eu la dernière phalange du pouce gauche arrachée par une porte qui s'est brutalement fermée. Cette expérience l'a traumatisée. Au cours des séances d'hypno-analyse, toutes ces scènes sont retrouvées et sont traitées par les stimulations alternatives hypnotiques®.

5. Les garçons

Depuis son enfance, Léa a des relations difficiles avec les garçons. Ces difficultés sont dues à des événements traumatisants qu'elle a vécus. Je vous en cite certains :

- « J'ai cinq ans. Je joue à « La belle au bois dormant » et je dois embrasser un garçon. Je ne peux pas… » ;
- « Je suis en CM2. Je viens de changer d'école. Un garçon me met les mains aux fesses » ;
- « Plus grande, je suis entourée de garçons qui se moquent de moi ».

Ces nombreuses situations ont contribué au développement d'une image de soi négative associée à la croyance : « Je suis moche. Je ne suis pas assez bien ». Par les stimulations alternatives hypnotiques®, cette cognition a été éliminée en même temps que les sensations et les émotions désagréables liées à ces événements. Elle a été remplacée par la croyance positive : « Je suis bien comme je suis ».

Après avoir traité ces traumatismes du passé, j'ai orienté la thérapie sur les problèmes sexuels en utilisant « le cycle du contact » et « la roue de l'activité sexuelle ».

LE CYCLE DU CONTACT (EN GESTALT)

Il comprend six phases :

1. **le pré-contact :** c'est une phase où la personne s'intéresse à l'être désiré. La personne ressent une excitation naissante ;
2. **l'engagement :** c'est une période courte, au cours de laquelle la personne prend la décision de passer ou non à l'action ;
3. **le contact :** c'est l'établissement du contact avec la personne dans un environnement. C'est un processus ;
4. **le plein contact :** c'est le moment d'échange et de rencontre ;
5. **le désengagement :** c'est une période brève de décision de la fin du contact ;
6. **le post-contact :** c'est la sortie du contact.

Ce « cycle du contact » peut être représenté sous la forme graphique suivante :

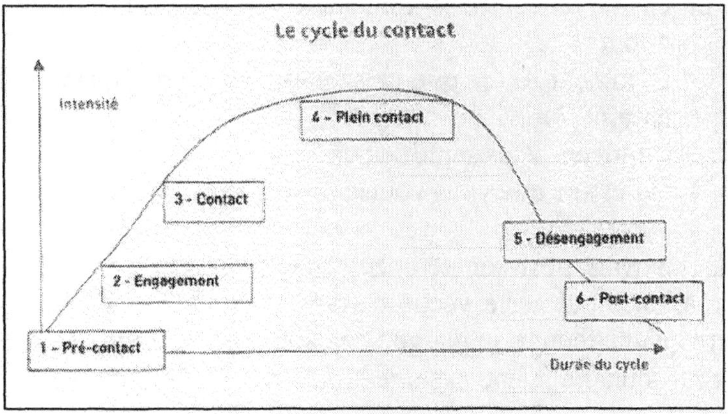

Source : Gellman et Higy-Lang (5)

Une fois que ces phases ont été présentées au patient, il convient de l'interroger pour savoir comment il les vit :

- le pré-contact peut commencer le matin, avant de partir au travail, au petit déjeuner (« Chéri(e), cet après-midi..., ce soir... ») ;
- « Est-ce que la phase de l'engagement est facile pour le patient ? » ;
- « Est-ce qu'il y a des préliminaires ? » ;
- « Combien de temps est-ce que cette phase de préliminaires dure ? » (Il est souhaitable que les préliminaires durent au moins une quinzaine de minutes) ;
- « Comment se passe la phase du contact ? » ;
- « Comment est-ce que le patient crée le contact ? » ;
- « Comment est-ce qu'il l'interrompt ? » ;
- « Comment est-ce qu'il le sabote ? » ;
- « Est-ce qu'il prend tout le temps nécessaire ? »

Pour la phase du plein contact, le thérapeute peut poser les questions suivantes :

- « Qu'est-ce que vous aimez ? » ;
- « Quelle est la position qui vous convient le mieux ? »

La phase du post-contact est essentielle, car elle conditionne la prochaine rencontre sentimentale. Les questions à poser au patient sont :

- « Comment est-ce que ça se passe pour vous quand c'est terminé ? » ;
- « Comment vous sentez-vous ? » ;
- « Qu'est-ce que vous voulez de différent ? »

Un mauvais post-contact peut annuler rétroactivement une expérience qui a été vécue comme satisfaisante. Il n'est pas rare qu'une femme se plaigne que son mari ne lui parle pas ou ne lui souhaite même pas une bonne nuit après avoir joui.

L'hypnose permet de traiter ces problèmes en remontant à leur origine par une régression en âge. Ainsi, le thérapeute demande au patient hypnotisé ce qu'il ressent quand il pense au problème. A partir de là, il peut effectuer un pont d'affect pour remonter à l'origine du problème.

En tant que thérapeute, mon rôle est d'être pédagogue avec le patient et de lui expliquer comment se déroule un rapport sexuel. Pour cela, j'utilise aussi « la roue de l'activité sexuelle ».

LA ROUE DE L'ACTIVITE SEXUELLE

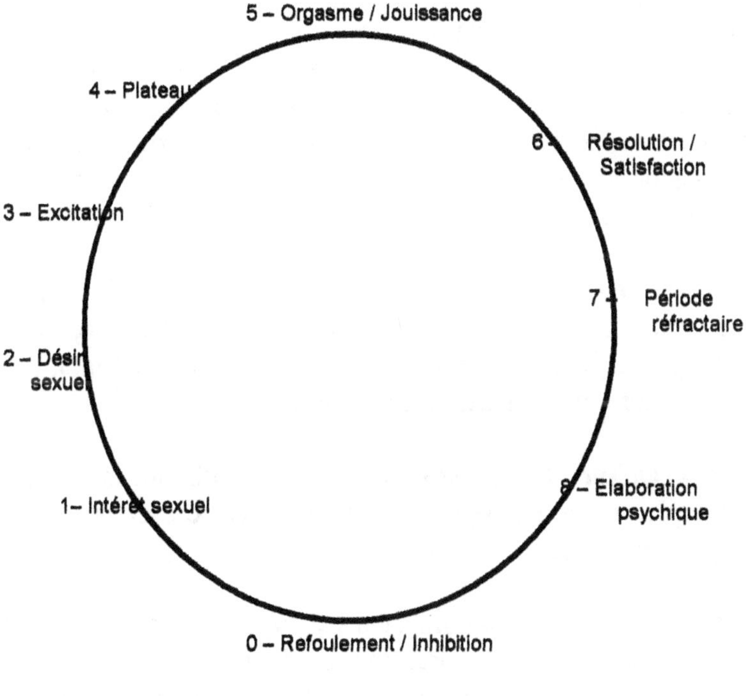

Source : Gellman et Higy-Lang (6).

0. Le refoulement, l'inhibition : il se situe dans l'inconscient. Il peut « bloquer de façon totalement invisible le démarrage de tout intérêt sexuel » (7).

1. L'intérêt sexuel : c'est la première étape. « Est-ce que le patient est intéressé ou pas par la sexualité ? »

2. Le désir sexuel : c'est la prise de conscience émotionnelle de l'élan vers l'autre. Il se passe quelque chose dans le corps. Cette phase peut être développée ou arrêtée par le patient.

3. L'excitation : c'est l'apparition de manifestations physiologiques fortes, principalement l'érection et la lubrification du vagin. Cette phase peut être interrompue par le patient s'il ressent de la gêne ou de la honte. Dans ce cas, un pont d'affect est nécessaire pour traiter la cause et l'origine de l'émotion désagréable. Si le patient est envahi par des pensées parasites, le thérapeute peut avoir recours, au cours d'une séance d'hypnose, aux « suggestions pour réduire la position de spectateur et pour se centrer sur les sensations » de Hammond (8).

4. Le plateau : c'est la période de pénétration. La tension neuromusculaire est élevée et le corps se prépare à l'orgasme. Cette phase peut être parasitée par un sentiment d'ennui, par des douleurs, par des pensées ou par des images.

5. L'orgasme, la jouissance : c'est la libération brutale d'énergie ressentie, parfois localement, parfois dans tout le corps, avec un éventuel état de volupté.

6. La résolution, la satisfaction : c'est une phase de détente qui commence après l'orgasme et dont la durée varie de quelques minutes à quelques heures. L'homme perd son érection, le vagin se referme et les rougeurs thoraciques de la femme s'atténuent. Si le rapport sexuel a été bien vécu par le corps et par le psychique, si le relationnel est bon et si l'intimité est au rendez-vous alors, il y a satisfaction.

7. La période réfractaire : c'est le moment pendant lequel aucun autre cycle ne peut être recommencé. Les stimulations éventuelles sont perçues comme désagréables. Il est à noter que beaucoup de femmes ne connaissent pas cette phase et qu'elles peuvent recommencer un cycle rapidement. Or, leur partenaire ne sera pas forcément disponible.

8. L'élaboration psychique : c'est le moment où la personne assimile l'expérience et en tire des conclusions ou des décisions pour la suite. Si cette assimilation est négative, le cycle suivant n'en est que plus pénible. Ceci explique la nécessité d'interroger le patient et de mener une enquête.

Sans problème, Léa répond à toutes les questions sur « le cycle du contact » et sur « la roue de l'activité sexuelle ». Mais elle ajoute : « Si ça dure longtemps, je n'en ai plus envie. Je peux avoir un peu de plaisir et ça peut s'arrêter d'un coup. Je ne veux pas qu'il aille trop loin. S'il bouge trop, je sens un blocage en moi et mon corps se raidit. Lorsque l'orgasme approche, j'ai des douleurs. Je suis tellement tendue que ça fait mal ».

Je commence à traiter ces problèmes en utilisant la technique d'hypno-analyse par « l'association à partir des lettres et des mots ». Léa me donne cinq lettres : D, Z, Q, U, I, auxquelles elle associe les mots : « don », « zouave », « qualité », « union » et « iguane ». Puis elle construit les expressions suivantes : « don de soi », « zouave ludique et sérieux », « qualité de la relation », « union des corps » ainsi que « iguane le voyeur et le bloqueur ».

Je ne citerai pas le commentaire qu'elle fait pour chacune de ces expressions. Le travail thérapeutique porte surtout sur l'iguane : « Un truc qui me fait peur, qui me retient et qui est laid ». Cet iguane incarne deux des trois fonctions du Surmoi de Freud : l'auto-observation et la conscience morale (la fonction idéale étant la troisième fonction).

La technique d'hypno-analyse fait émerger l'image d'une très jolie fleur. C'est Léa dans son épanouissement sexuel futur.

En sexogestalt, dans un premier temps, le patient explore ce qui se passe en lui. Il dit ce qu'il ressent. Il exprime également sa réaction par rapport à son vécu émotionnel. Dans un deuxième temps il se pose les questions suivantes :

- « Qu'est-ce que je peux faire » ;
- « Qu'est-ce que je peux dire » et
- « Qu'est-ce que je peux mettre en place ? »

Ce n'est pas seulement le pourquoi des choses qui importe, mais aussi le comment. Ainsi, selon Gellman : « Expérimenter apporte dix fois plus de compréhension que parler » (9).

Cette démarche est aussi celle de l'hypno-sexothérapeute. Il travaille avec d'autres outils : les associations de mots, de cognitions ou d'affects en état d'hypnose, la réorientation dans le temps...

A mesure que la thérapie avance, je me rends compte que Léa est sur le point d'arriver à l'orgasme lors des rapports sexuels. A ce stade, elle me rapporte d'autres événements traumatisants que j'ai également traités : une phase de désir et d'hostilité envers le père et envers la mère en rapport avec le complexe d'Œdipe et une expérience désagréable chez un gynécologue qui lui a prescrit la pilule pour la première fois.

Au cours du traitement, je repère deux parties de Léa responsables du blocage sexuel. Elles s'appellent « muraille » et « genos ». Je continue la thérapie des états du moi avec elles.

« Muraille » est apparue chez Léa quand elle était un bébé. A cette époque, Léa était triste face à une mère qui pouvait se montrer très dure et devant un père qui faisait beaucoup d'efforts pour contenir sa violence. La partie « muraille » s'est constituée pour protéger Léa en la « murant » dans le contrôle et en l'empêchant de lâcher prise. Cet état du moi a du mal à coopérer.

Une autre partie de Léa, appelée « genos », s'est manifestée pour l'empêcher « d'être dans le plaisir ». En effet, le fait de se faire plaisir éveille, chez Léa, la culpabilité parce que « genos » considère qu'elle ne mérite pas le plaisir.

Les émotions désagréables, liées à l'apparition de ces états du moi, en particulier la culpabilité, sont évacuées par les stimulations alternatives hypnotiques®.

En tenant compte des besoins de « muraille » et de « genos », je fais appel à un état du moi positif chez Léa. Une partie, appelée « moi », représentant la force se manifeste. « Moi » effectue un reparentage à « genos » et à « muraille ». Elle s'engage à continuer à apporter la protection et l'affection à « muraille » et à « genos ».

Le travail réalisé avec ces états du moi permet à Léa d'engrammer des cognitions positives telles que : « Je peux faire l'amour », « Je peux jouir », « Je suis une femme libre », « J'aime mon corps », « Mon corps est beau ». Cette accumulation de cognitions positives l'amène à moins maltraiter son corps par l'anorexie, par les avortements spontanés et par les douleurs physiques. En me référant à la terminologie psychopathologique gestaltiste, je considère que Léa souffre de « rétroflexion » (10). Elle dirige, contre elle, l'agressivité qu'elle ne peut pas manifester envers les véritables destinataires. Je traite également ce problème lorsqu'elle me parle de sa peur d'être violente à l'égard de son fils et de son désarroi face aux colères de son enfant. Après ce travail, Léa se sent beaucoup plus à l'aise en acceptant le plaisir.

A ce moment, en utilisant l'hypnose, je vérifie qu'il n'y a pas d'autres événements traumatiques. Je traite les facteurs psychologiques responsables de l'aménorrhée avec la technique des réponses idéomotrices. Par ailleurs, son insuffisance hormonale est impressionnante. A cause de ce problème, Léa est incapable de porter un enfant et d'avoir une lubrification normale. Le désir mental ne peut pas passer dans le corps. Elle ne peut être qu'asexuée. Ces désordres ont été traités par des médicaments prescrits par un médecin.

A ce stade du traitement, elle se trouve dans la phase du plein contact. En quelques mois, je constate que la thérapie de Léa a beaucoup progressé. Les différentes étapes « du cycle du contact » ont été respectées. Le travail d'inspiration psychanalytique, associé à l'approche psychocorporelle de groupe, a correspondu à la phase du pré-contact. La décision d'opter pour le protocole hypnose et stimulations alternatives hypnotiques® a représenté la période de l'engagement. Le contact a couvert le travail effectué sur tous les aspects de la vie la patiente. Je continue en travaillant sur les traumatismes. Puis je traite les croyances erronées à partir des schémas de Young et de Klosko (11).

A l'issue de la thérapie, Léa jouit. Elle a grossi de dix kilos. Et, à présent, elle est dans la phase de désengagement « du cycle du contact ». Elle sait que le cycle thérapeutique va se terminer.

Dans le cas de Léa, j'ai utilisé une approche pluridisciplinaire en associant l'hypnothérapie intégrative® de Varma avec le concept des sept plans de travail de la sexogestalt que je vais vous présenter.

LES SEPT PLANS DE TRAVAIL EN SEXOGESTALT

Pour Charles Gellman, la sexothérapie comporte sept plans de travail dont il faut vérifier le bon fonctionnement :

1. **le biologique :** c'est le fonctionnement hormonal ;

2. **le physiologique :** c'est le fonctionnement du corps. Exemple de dysfonctionnement : l'excès de tabac bouche et sclérose les artères, ce qui peut causer des difficultés d'érection ;

3. **le corporel génital :** c'est l'appareil génital ;

4. **le mental :** ce sont les intuitions, la réflexion, les images, les pensées et les croyances ;

5. **le relationnel :** ce sont les partenaires ;

6. **le culturel :** c'est le social ;

7. **le spirituel :** ce sont la religion et la philosophie.

Gellman éclaire son propos sous la forme de cercles qui se superposent et qui permettent d'appréhender la complexité de la vie sexuelle :

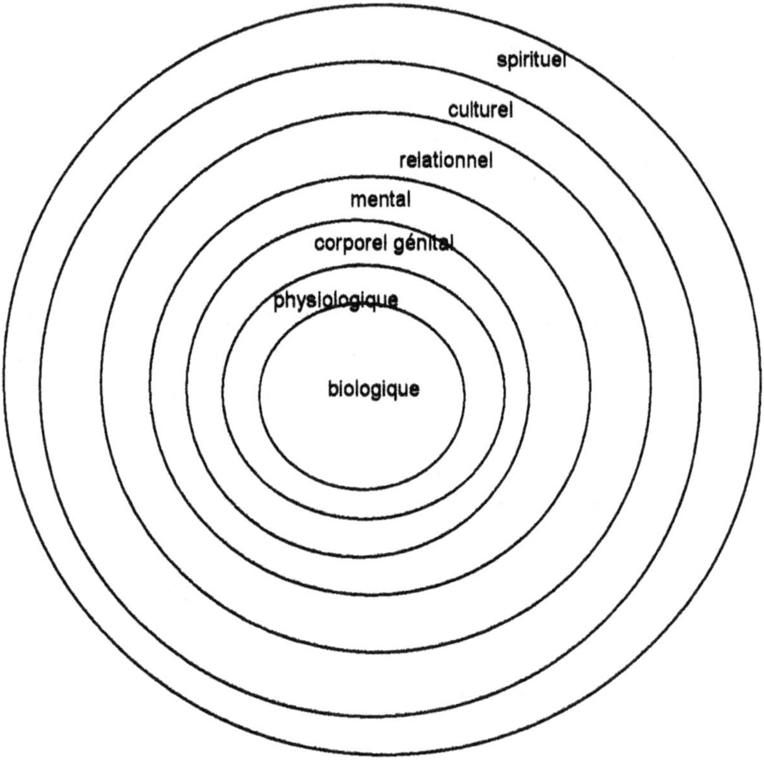

Pour faire comprendre clairement l'articulation « biologique-physiologique-corporel-génital » et « mental-relationnel-culturel-spirituel », Gellman emploie la métaphore suivante : « Un conducteur (le « mental-relationnel-culturel-spirituel ») peut être extrêmement doué, mais si la voiture (le « biologique-physiologique-corporel-génital ») n'est pas en très bon état ou s'il est en panne d'essence, il n'arrivera pas à grand-chose. Et si la voiture est en très bon état, mais si le conducteur n'est pas au mieux de sa forme, l'usage de la voiture en sera d'autant limité ».

C'est pour cette raison que Gellman fait passer à ses patients, notamment à ceux qui ont plus de cinquante ans, des bilans biologiques et hormonaux lorsqu'il pense que leur pathologie est probablement causée par un facteur biophysiologique.

Dans le cas de Léa, les approches sexogestaltistes ont été incluses dans le cadre de l'hypnothérapie intégrative® enseignée par Varma. En pratiquant l'hypnothérapie intégrative®, le thérapeute effectue une psychothérapie pour traiter la personne dans sa globalité, tout en répondant à la demande du sujet. Ainsi, cette approche consiste en une prise en charge du patient à plusieurs niveaux. Le praticien libère la personne des événements du passé à l'origine du problème et des croyances erronées associées au symptôme. De plus, ces cognitions sont éliminées et remplacées par des croyances positives appropriées. Au-delà de l'amélioration obtenue au niveau du symptôme, le patient constate des changements profonds et durables dans la manière d'être, de ressentir les choses et de se comporter. D'après mon expérience, en thérapie sexuelle, le traitement des traumatismes du passé et le travail sur les schémas de Young et de Klosko ne peuvent pas être ignorés. De même, j'ai pu constater que les approches spécifiques de la thérapie sexuelle ne sont pas suffisantes pour résoudre, à elles seules, les problèmes sexuels. Elles doivent êtres incluses dans un système cohérent et global de psychothérapie.

Dans ma pratique clinique, j'emploie régulièrement les outils hypnotiques suivants (12) :

- le pont d'affect ;
- les réponses idéomotrices ;
- la thérapie des états du moi ;
- les associations à partir des lettres et des mots ;
- certaines visualisations comme « la lessive », « la pièce et le feu », « la technique de fusion des extrêmes » ou « l'imagerie du résultat final » ;

- les techniques hypnotiques éricksoniennes suivantes : la résolution d'un problème en trois étapes de Rossi, les techniques de déclenchement des mécanismes de guérison psychocorporelle et la résolution d'un problème en utilisant les ressources du passé.

Pour obtenir un résultat plus rapide et définitif, ces approches, hormis celles appartenant à l'école éricksonienne, sont associées aux stimulations alternatives hypnotiques®. Ce travail est une variante fondamentale de la stimulation sensorielle alternée. Des techniques fondées sur ce mécanisme de guérison ont été décrites par Reich et par ses disciples (13) (14) ainsi que par différents spécialistes de la kinésiologie (15), en particulier par Gordon Stokes et par Daniel Whiteside (16) qui ont développé les « Three in One Concepts ». Dans le traitement série, qui fait partie des algorithmes de la Thérapie du Champ Mental, Roger Callahan (17) a également intégré les mouvements oculaires alternés. La technique de l'EMDR (intégration neuro-émotionnelle par les mouvements oculaires) de Francine Shapiro (18) repose sur les stimulations bilatérales. Varma (19) a développé les stimulations alternatives hypnotiques® qui constituent une technique d'hypnothérapie.

Dans le cas de Léa, la majeure partie du travail thérapeutique a été effectuée par la technique des stimulations alternatives hypnotiques®. Cette technique est utilisée à l'intérieur d'une séance d'hypno-analyse pendant que le patient est en état d'hypnose. Elle se révèle efficace dans le traitement de divers problèmes, y compris les traumatismes. Cette approche thérapeutique présente de nombreux avantages par rapport à d'autres techniques :

1. les traumatismes traités par cette technique cessent d'influencer négativement le présent et l'avenir. Ainsi, s'ouvre une possibilité de bonheur pour le patient ;

2. les stimulations alternatives hypnotiques® permettent de trouver les causes de la souffrance d'une manière rapide ;
3. ce processus est étonnant en raison des découvertes qu'il permet de faire. Le patient s'habitue à être surpris ;
4. le sujet est dans l'apprentissage intime d'émotions parfois fortes comme dans les rapports sexuels ;
5. à la fin de chaque séance de thérapie, le patient ressent un mieux-être par rapport au début de la séance. Mais Léa a du mal à accepter qu'elle se sent mieux au niveau mental, physique et émotionnel à l'issue de chaque séance. Elle invalide ses croyances positives, se refusant à admettre qu'elles sont vraies à 7/7. Reconnaître qu'elle ressent les croyances positives comme entièrement vraies, l'oblige à relâcher sa résistance à se sentir bien dans son corps et dans ses émotions ;
6. les stimulations alternatives hypnotiques® constituent une approche souple. Cette technique permet de traiter globalement le mal de vivre de la personne. En même temps, elle nous aide à résoudre des problèmes précis qui nécessitent d'être réglés en priorité. Je pense à l'anorgasmie de Léa ;
7. l'hypnothérapie intégrative® offre un cadre de travail où il est possible d'utiliser nos savoirs et notre savoir-faire antérieurs. Ainsi, dans le cadre de l'hypnothérapie, j'utilise d'autres techniques dans une vision intégrative où la psychanalyse freudienne et la Gestalt-thérapie ont toute leur place.

Références

1. CREPAULT C., *La sexo-analyse*. Paris : Payot, 1997.
2. MALTERRE L., *Guérir le sexe. Le sexe dans tous ses états : hétéro, bi, gay, trans.* Paris : Document polycopié, 2007.
3. TORDJEMANN G., *Hypno-sexe, troubles sexuels, hypnose et auto-hypnose*. Paris : Payot, 2001.
4. REICH W., *Character Analysis*, 1949. Tr. fr. *L'analyse caractérielle*. Paris : Payot, 2006.

5. GELLMAN C. & HIGY-LANG C., *La Gestalt-thérapie expliquée à tous*. Paris : Eyrolles Pratique, 2007, page 93.
6. GELLMAN C. & HIGY-LANG C., ouvrage cité, pages 182 et 183.
7. GELLMAN C. & HIGY-LANG C., ouvrage cité, page 181.
8. HAMMOND D.C. (éd.), *Handbook of Hypnotic Suggestions and Metaphors*. New-York/London: W.W. Norton & Company Inc, 1990. Tr. fr. *Métaphores et suggestions hypnotiques*. Bruxelles : Satas, 2004, pages 346 et 347.
9. GELLMAN C., Communication personnelle.
10. ROBINE J.M., *La Gestalt-thérapie*. Paris : Editions Morrisset, 1994.
11. YOUNG J.-E., KLOSKO J.-S., *Reinventing your life*. New-York: Dutton, 1993. Tr. fr. *Je réinvente ma vie*. Paris : Les éditions de l'Homme, 2005.
12. VARMA D., *Psychothérapie hypnotique ; Hypnose et thérapie comportementale et cognitive ; Hypno-analyse et psychosomatique ; Fondements de l'hypnose éricksonienne ; Techniques hypnotiques indirectes ; Thérapie des états du moi ; Techniques thérapeutiques de la psychologie de l'énergie*. Malakoff : Institut Sakti d'Hypnose Clinique, 1995, 1996, 1997, 1998, 1999, 2005, 2006.
13. BURTON F., « La somato-psychothérapie d'inspiration reichienne » in *Les nouvelles professions psy*. Strasbourg : Editions Somatothérapies, 1999.
14. NAVARRO F., « La végétothérapie caractéro-analytique » in *Somatothérapies et Somatologie*. Strasbourg : Editions Somatothérapies, juin 1989, pages 8-14.
15. DENNISON P.E., DENNISON G.E., *Brain Gym*. Ventura, CA : Edu-Kinesthetics, 1989. Tr. fr. *Brain Gym - Le mouvement clé de l'apprentissage. Brain gym*. Barret-Le-Bas : Le souffle d'or, 1992.
16. STOKES G., WHITESIDE D., *Orchestrating Structural Neurology*, document polycopié, 1989. Tr. fr. *L'orchestration du matériel de Structural Neurology*. Bruxelles : Institut Belge de Kinésiologie.
17. CALLAHAN R., TRUBO R., *Tapping the Healer Within: Using Thought Field Therapy to Instantly Conquer Your Fear, Anxiety and Emotional Distress*. Lincolnwood (Chicago), Illinois: Contemporary Books, 2001. Tr. fr. *Stimulez votre guérisseur intérieur - La Thérapie du Champ Mental : Comment surmonter peurs, dépendances et perturbations émotionnelles*. Paris : Guy Trédaniel, 2003.

18. SHAPIRO F., *Eye Movement Desensitization and Reprocessing (EMDR). Basic Principles, Protocols, and Procedures*, Guilford Press, 1995. Tr. fr. *Manuel d'EMDR (intégration neuro-émotionnelle par les mouve-ments oculaires). Principes, protocoles, procédures*. Paris : InterEditions, 2007.
19. VARMA D., *Stimulations alternatives hypnotiques®. Manuel du séminaire*. Malakoff : Institut Sakti d'Hypnose Clinique, 2008.

TABLE DES MATIERES

LISTE DES INTERVENANTS

Djayabala VARMA
psychologue clinicien et formateur, Malakoff (92)

Emmanuelle DENIS
sophrothérapeute, Paris (75)

Anne PALLATIN
sophrologue et psychosociologue,
Paris (75) et Chatenay-Malabry (92)

Xavier RASSEL
psychologue clinicien, Namur (Belgique)

Catherine THIBAUT
psychothérapeute, Sannois (95)

Rodolphe ROY-LARENTRY
psychothérapeute et sexothérapeute, Paris (75)

Tous les intervenants sont membres
de l'Association Européenne des Praticiens d'Hypnose
(A.E.P.H.)

site : www.aep-hypnose.com

adresse e-mail : contactαaeph.eu

L'HARMATTAN, ITALIA
Via Degli Artisti 15 ; 10124 Torino

L'HARMATTAN HONGRIE
Könyvesbolt ; Kossuth L. u. 14-16
1053 Budapest

L'HARMATTAN BURKINA FASO
Rue 15.167 Route du Pô Patte d'oie
12 BP 226 Ouagadougou 12
(00226) 76 59 79 86

ESPACE L'HARMATTAN KINSHASA
Faculté des Sciences Sociales,
Politiques et Administratives
BP243, KIN XI ; Université de Kinshasa

L'HARMATTAN GUINEE
Almamya Rue KA 028 en face du restaurant le cèdre
OKB agency BP 3470 Conakry
(00224) 60 20 85 08
harmattanguinee@yahoo.fr

L'HARMATTAN COTE D'IVOIRE
M. Etien N'dah Ahmon
Résidence Karl / cité des arts
Abidjan-Cocody 03 BP 1588 Abidjan 03
(00225) 05 77 87 31

L'HARMATTAN MAURITANIE
Espace El Kettab du livre francophone
N° 472 avenue Palais des Congrès
BP 316 Nouakchott
(00222) 63 25 980

L'HARMATTAN CAMEROUN
Immeuble Olympia face à la Camair
BP 11486 Yaoundé
(00237) 99 76 61 66
harmattancam@yahoo.fr

L'HARMATTAN SENEGAL
« Villa Rose », rue de Diourbel X G, Point E
BP 45034 Dakar FANN
(00221) 33 825 98 58 / 77 242 25 08
senharmattan@gmail.com

Achevé d'imprimer par Corlet Numérique - 14110 Condé-sur-Noireau
N° d'Imprimeur : 826295 - Septembre 2018 - Imprimé en France

www.ingramcontent.com/pod-product-compliance
Lightning Source LLC
LaVergne TN
LVHW050823061126
851857LV00012B/951
* 9 7 8 2 2 9 6 1 0 5 7 3 7 *